DE LA SYPHILIS

DU

TESTICULE

PAR

LE DR PAUL RECLUS

PROFESSEUR AGRÉGÉ DE LA FACULTÉ DE MÉDECINE
CHIRURGIEN DES HÔPITAUX DE PARIS
VICE-PRÉSIDENT DE LA SOCIÉTÉ ANATOMIQUE

Avec 6 planches dont 4 en couleurs

PARIS

G. MASSON, ÉDITEUR

LIBRAIRE DE L'ACADÉMIE DE MÉDECINE

120, BOULEVARD SAINT-GERMAIN, 120

M DCCC LXXXII

DE LA SYPHILIS

DU

TESTICULE

DU MÊME AUTEUR

Du Tubercule du Testicule et de l'Orchite tuberculeuse. — *Thèse de Doctorat*, 1876.

Des Ophthalmies sympathiques. — *Thèse d'Agrégation*, 1878.

Des Mesures propres à ménager le Sang pendant les Opérations chirurgicales. — *Thèse d'Agrégation*, 1880.

De l'Épithélioma térébrant du Maxillaire supérieur. — *Progrès médical.*

La Fontaine d'Ahusquy. — *Progrès médical.*

Des Hypérostoses consécutives aux Ulcères rebelles de la Jambe. — *Progrès médical.*

Notice sur Paul Broca. — *Revue mensuelle de Médecine et de Chirurgie.*

Sur une Observation de Gravelle urique. — *Revue mensuelle de Médecine et de Chirurgie.*

Des Luxations paralytiques du Fémur. — *Revue mensuelle de Médecine et de Chirurgie.*

Article **Médecin**. — *Dictionnaire des Professions, d'Éd.* CHARTON.

De l'Éruption vicieuse de la Dent de Sagesse. — *Gazette hebdomadaire.*

Sur une Observation d'Exostose ostéogénique. — *Progrès médical.*

Sur les Lésions histologiques de la Syphilis testiculaire. (En collaboration avec M. MALASSEZ.) — *Archives de physiologie.*

Sur la Réunion immédiate des Tissus divisés par le Thermocautère. — *Gazette hebdomadaire.*

Sur quelques points d'Ovologie comparée. — *Thèses de Paris,* 1877.

Paris. — Typ. G. Chamerot, 19, rue des Saints-Pères. — 11553.

DE LA SYPHILIS

DU

TESTICULE

PAR

LE DR PAUL RECLUS

PROFESSEUR AGRÉGÉ DE LA FACULTÉ DE MÉDECINE
CHIRURGIEN DES HÔPITAUX DE PARIS
VICE-PRÉSIDENT DE LA SOCIÉTÉ ANATOMIQUE

Avec 6 planches dont 4 en couleurs

PARIS

G. MASSON, ÉDITEUR

LIBRAIRE DE L'ACADÉMIE DE MÉDECINE
120, BOULEVARD SAINT-GERMAIN, 120

1882

PRÉFACE

Nous étudions, dans ce mémoire, le sar-cocèle syphilitique. Son histoire est encore obscure et, malgré les travaux de Ricord et les leçons de Fournier, bien des points sont restés dans l'ombre. Nous tentons d'en éclaircir quelques-uns.

Pour éviter au lecteur des recherches longues et pénibles nous avons, à côté des faits plus nouveaux, résumé les connaissances anciennes. Si nous n'avons pas tout lu, nous avons essayé de tout lire et notre description voudrait être complète.

Nous n'aurions su mener à bien les recherches histologiques : en matière aussi délicate il faut une compétence spéciale. M. Malassez nous a prêté son concours et les résultats que nous consignons ici sont le résumé d'un travail plus étendu qui vient de paraître dans les *Archives de physiologie*. M. Malassez a voulu mettre notre signature à côté de la sienne; mais ce travail est bien toute son œuvre.

Notre ami, M. Théodore Minière, a recueilli, sous nos yeux, la plupart de nos observations; il en a tiré les éléments d'une thèse que nous reprenons tout entière, et qui forme un chapitre important de notre étude; nous ne saurions trop le remercier de cette étroite collaboration.

Je voulais inscrire, sur la première page, le nom vénéré de mon maître Broca; mais ce travail nous en paraît indigne : il faut d'autres œuvres pour honorer une telle mémoire.

DE LA SYPHILIS
DU TESTICULE

CHAPITRE PREMIER

HISTORIQUE ET DISCUSSION DES DOCTRINES

Les affections syphilitiques du testicule n'ont été séparées que fort tard des autres tumeurs de la glande spermatique. Deux causes nous semblent expliquer cette longue méconnaissance :

Bien que le testicule soit superficiel et d'une exploration en apparence aisée, l'existence de la cavité vaginale multiplie les sources d'erreur. La plupart des altérations du parenchyme retentissent sur la séreuse, dont les épanchements ou les néomembranes voilent la glande sans cesse modifiée dans sa consistance, sa forme et son volume. Aussi, malgré les travaux entrepris par des esprits distingués, les tumeurs du testicule sont peut-être celles dont le diagnostic est le moins avancé.

Une seconde raison plus puissante encore, est

l'identité d'origine que l'on établissait entre la gonorrhée et la syphilis. L'orchite de la blennorrhagie et le sarcocèle étaient ainsi de même nature, et les auteurs devaient confondre dans une même description ces affections si dissemblables. L'obscurité reste complète jusqu'au moment où l'on proclame la différence des deux virus. L'influence de la doctrine sur la clinique est si directe, qu'un identiste attardé, M. de Castelnau, néglige le diagnostic si net tracé par ses prédécesseurs et ose, en 1843, réunir dans un même tableau l'orchite de la vérole et l'épididymite de la chaude-pisse.

C'est donc grâce aux travaux des médecins non identistes, Balfour, Swediaur, Hernandez, que la syphilis du testicule a conquis sa place dans la nosologie ; elle est née avec le siècle. Certainement on avait déjà observé la plupart des accidents qui la caractérisent, le gonflement, l'induration, l'atrophie, peut-être même la suppuration et les fongus consécutifs, mais on n'avait pas vu le lien qui les unit. Aussi les recherches dans les auteurs des trois derniers siècles, depuis Thierry de Héry et Ambroise Paré jusqu'à Fabre, J.-L. Petit et Astruc, nous paraissent oiseuses : leurs vagues descriptions sont mêlées de telles erreurs, qu'il vaut mieux les laisser dans l'ombre.

Benjamin Bell établit le premier sur une base solide les idées encore flottantes : la gonorrhée et la syphilis sont pour lui des maladies distinctes ;

l'orchite qui dérive de la première doit être séparée du sarcocèle qu'engendre la seconde. D'ailleurs les symptômes ne se ressemblent guère, et la marche franchement inflammatoire de l'une n'a rien de commun avec l'évolution froide et indolente de l'autre. Petit-Radel insiste sur ces différences ; il accentue les traits du tableau, dont les contours sont plus précis encore.

Astley Cooper, dans ses *Œuvres chirurgicales*, arrive aux mêmes conclusions : « Le testicule et l'épididyme acquièrent trois ou quatre fois leur volume naturel ; la douleur n'est pas intense, mais elle s'exaspère dans la nuit. Quand une glande est engorgée, l'autre est disposée à participer à la maladie de la première, et je pense que dans la majorité des cas l'affection est bilatérale. L'inflammation va rarement jusqu'à la suppuration, mais lorsqu'elle a lieu, elle s'accompagne de l'apparition d'une tumeur granuleuse semblable à celle qui s'observe dans l'abcès scrofuleux. Il est probable que le virus affecte l'albuginée et ses prolongements fibreux, et non la partie tubuleuse de l'organe. »

Dupuytren sépare aussi le sarcocèle d'origine syphilitique de l'orchite consécutive à la blennorrhagie ; il précise le diagnostic ; il insiste sur l'indolence singulière du testicule scléreux. Puis il ajoute : « On doit considérer comme pathognomonique la disparition de l'engorgement de l'une des

deux glandes et l'apparition d'une tumeur semblable de l'autre côté ; si le malade déclare que le testicule, après avoir été six mois, un an, dix-huit mois,
affecté, est revenu à l'état normal, tandis que l'autre
organe s'est pris, vous aurez la plus forte présomp-
tion en faveur de la nature vénérienne de l'affection. » Cependant les ressemblances avec les tumeurs malignes sont telles, que pour éviter de trop
fréquentes erreurs il faut, avant d'enlever une
glande réputée cancéreuse, prescrire le traitement
antisyphilitique. Cette loi nous régit encore.

Le diagnostic devait être fort malaisé, car nous
voyons le sarcocèle syphilitique à peine mentionné
par les meilleurs ouvrages du temps. Boyer,
en 1831, dans la quatrième édition de son *Traité*,
l'englobe sous le titre « d'engorgement », avec le
tubercule et l'orchite chronique ; les symptômes
ne diffèrent pas et la nature de l'affection ne se
reconnaîtrait guère que par les antécédents du
malade et le succès du traitement mercuriel.

Son fils publie, en 1840, un article où les observations sont abondantes, mais fort écourtées ; la
distinction entre la gonnorrhée et la vérole est peu
précise : « Les engorgements syphilitiques sont
de deux ordres : les uns, primitifs, surviennent vers
le déclin des uréthrites ; les autres sont consécutifs. » Le diagnostic s'établit par le traitement,
les accidents antérieurs ou concomitants, la bilatéralité de la tumeur, l'intégrité du cordon sper-

matique, une élasticité particulière et l'absence
de douleur. Il faut ajouter à ces signes « une
expérience et un coup d'œil » que malheureusement Philippe Boyer ne peut transmettre à ses
lecteurs.

En 1844, dans un article du *Dictionnaire en
trente,* Roux ne distingue le sarcocèle syphilitique du testicule cancéreux que par sa moindre
pesanteur. « La surface, ajoute-t-il, en paraît
plus égale et moins bosselée; la tumeur anticipe
un peu sur le cordon spermatique, ou plutôt comprend la partie inférieure de ce cordon... Elle est
plus grosse en bas qu'en haut..... » « Sans doute,
ces indices ne sont pas infaillibles. » Ils le sont si
peu, qu'ils induiraient au contraire en erreur, et
nous pensons que Roux n'eût pu faire un seul
diagnostic exact, s'il n'avait eu recours à deux
signes d'une autre valeur : la bilatéralité fréquente
de l'affection et sa guérison par le traitement mercuriel.

Le même volume du *Dictionnaire* contient un
article de Velpeau où la description est moins
vague. L'auteur sait que le testicule est dur, contracté, il a perdu de sa souplesse; la surface de
l'albuginée est épaisse, irrégulière et ridée; l'épididyme et le testicule ne se distinguent plus
comme à l'état sain et semblent même, dans certains cas, être complètement confondus; mais
Velpeau insiste trop sur les douleurs, et son ta-

bleau clinique, sans relief et sans précision, manque de plusieurs traits essentiels.

Le livre de Curling nous montre l'incertitude où étaient encore les auteurs anglais lors de l'apparition de ce traité célèbre. Le syphilis du testicule y a bien son chapitre spécial, mais il fait double emploi, car nous trouvons de nouveau la description du sarcocèle à propos de l'orchite chronique, affection créée de toute pièce aux dépens de la tuberculose et de la vérole. Aussi le diagnostic est-il illusoire, et l'anatomie pathologique nous montre, dans une même étude, les dégénérescences scrofuleuses de la glande, sa scélérose et les productions gommeuses.

En France, au contraire, des travaux remarquables éclairent la question d'un jour tout nouveau. Mais il se passe un fait étrange que nous avons retrouvé d'ailleurs dans l'histoire de la tuberculose. La doctrine saine, lors de son éclosion, s'altère, et cela, non point d'une génération à l'autre, mais dans l'œuvre du même écrivain. Ricord, au début, reprend la tradition de Benjamin Bell et d'Astley Cooper, et la description du sarcocèle qu'il trace en 1840, nous semble rigoureusement exacte dans ses grandes divisions. Nous verrons comment, dès 1845, il abandonne son opinion première.

Le sarcocèle, accident de la syphilis constitutionnelle, est, — si nous en croyons Ricord

en 1840, — sur la limite des manifestations secondaires et des manifestations tertiaires. « Il appartient aux tertiaires par la nature des tissus qu'il
affecte ; il se rapproche des secondaires par l'époque de son apparition. Il revêt deux formes : l'une
est caractérisée par l'épaississement de l'albuginée
et de la charpente fibreuse de la glande ; l'autre,
dont la terminaison ordinaire est la fonte purulente, consiste dans le développement de gommes
au sein du testicule et de l'épididyme. On peut
donner à la première variété le nom d'orchite
syphilitique, ou mieux d'albuginite ; à la seconde,
celui de gomme du testicule. »

L'albuginée est épaissie dans l'orchite syphilitique ; des indurations fibreuses se développent
au milieu du parenchyme glandulaire. Ricord a
bien vu les altérations de l'épididyme et « ses petites bosselures, qu'il faut se garder de confondre
avec les engorgements qui succèdent à la propa-
gation de la blennorrhagie ». Le canal déférent
peut être atteint, mais très rarement ; la bilatéralité est fréquente ; la tumeur est indolore ; « cependant, chez certains malades, on observe des douleurs lombaires intolérables et qui s'exaspèrent la
nuit ».

Pour la seconde forme, « que la gomme siège
dans le corps même de l'organe, ou qu'elle soit
située dans l'épaisseur de l'épididyme, la bosselure
se prononce de plus en plus, devient de plus en

plus irrégulière, finit par s'enflammer et suppurer; elle constitue un petit abcès assez indolent, qui permet l'élimination de la gomme et laisse à sa place un ulcère fistuleux assez semblable à ceux qu'on observe à la suite de la fonte des tubercules ».

. Cinq ans plus tard, les opinions de Ricord se modifient tout à coup; sans nous expliquer ce soudain revirement, il s'écrie : « On peut formuler cette loi générale à laquelle aucun cas ne se dérobe : le testicule syphilitique ne suppure jamais. » Cette éclipse totale de la forme gommeuse persiste dans ses écrits ultérieurs et, à partir de cette époque, pour l'illustre clinicien du Midi et pour ses élèves, les ulcérations du scrotum proviennent soit de la fonte d'un tubercule, soit d'une gomme des enveloppes, peut-être même de l'albuginée, mais jamais du parenchyme glandulaire.

Je ne sais par quelle bizarre exclusion la glande spermatique fut déclarée inapte au développement de la gomme. La vérole peut bien déposer des masses caséeuses dans le cerveau, les poumons, le foie et les reins; aucun viscère, pas même le cœur, n'échappe au syphilome; seul le testicule est toujours indemne. On avait beau publier des observations de gommes trouvées au hasard des autopsies ou dans des testicules enlevés comme cancéreux, l'autorité de Ricord était telle, que, pendant plus de trente ans, son opinion seconde, expo-

séc dans ses articles, ses leçons cliniques, ses
annotations au livre de Hunter, fut admise avec la
rigueur d'un dogme.

Sur d'autres points encore, les variations de
Ricord ont été regrettables. Il admettait, dans son
Mémoire de 1840, les altérations de l'épididyme
et même celles du canal déférent; il les nie en
1845. « L'épididyme reste sain ainsi que le canal
déférent; s'il survient une dégénérescence, on peut
être sûr qu'il y a quelque complication. » Ce changement de front s'explique au moins par le résultat de plusieurs autopsies où il trouva l'épididyme
indemne, aplati comme un ruban sur le bord postéro-supérieur du testicule hypertrophié. D'après
ces faits, son esprit généralisateur posa, comme
une loi immuable, l'intégrité de cet organe.

Désormais, la doctrine est stable pour longtemps; sauf sur quelques points de détail, les
travaux publiés jusqu'à notre époque ne sont
guère qu'une paraphrase des idées de Ricord. En
1846, Hélot, de Rouen, insère, dans le *Journal de
Malgaigne*, un remarquable mémoire sur le testicule syphilitique. On y trouve de bonnes observations. La dureté ligneuse du sarcocèle, ses
aspérités, l'hydrocèle, la marche essentiellement
chronique, les terminaisons par résolution ou par
atrophie, sont décrites avec soin. Il admet sans
réserve les altérations de l'épididyme et donne
plusieurs exemples d'indurations du canal défé-

rent. Mais il ne croit pas à la suppuration du testicule.

On lit, en 1852, dans la *Gazette des hôpitaux*,
une leçon de Nélaton, recueillie par ses internes
MM. Triquet et Trélat. Ce sont les opinions de
Ricord que l'éminent chirurgien y expose, et la
question n'avance pas. Certes il serait difficile de
décrire avec plus de netteté les signes et la marche de l'orchite interstitielle et d'en mieux tracer
le diagnostic, mais il n'y a pas un fait nouveau.
Comme Hélot, il admet les lésions de l'épididyme
et il insiste sur l'hydrocèle, qui pour lui serait de
règle. « L'absence de l'épanchement doit être considérée comme une exception. » Cette extrême fréquence que, le premier, je crois, il assigne à
l'hydrocèle, a été, sans un contrôle suffisant, acceptée par ses successeurs.

Vidal de Cassis nous donne une description fort
obscure, dans son *Traité;* mais il insère, en 1851,
dans les *Mémoires de la Société de chirurgie,* un
court travail où il étudie les effets du sarcocèle
sur la virilité. D'après lui, une orchite syphilitique
double, lorsqu'elle guérit, ne provoque pas fatale-
ment l'impuissance; le sperme est encore fécondant. « Non seulement le testicule n'est pas atrophié, mais il semble hypertrophié; non seulement
la virilité n'est pas éteinte, mais elle se manifeste
pas des écarts que le malade, — dans le cas particulier, — paie par plusieurs chaudes-pisses. »

Ces opinions, banales aujourd'hui, n'étaient pas
sans soulever une vive opposition. Sanson et
Marjolin niaient l'orchite scléreuse, et voici comment Henri de Castelnau la comprenait en 1844 :
Les engorgements syphilitiques surviennent au
cours d'une vérole constitutionnelle ou se mani-
festent pendant une gonnorrhée. Les tuméfactions
syphilitiques aiguës ou orchites blennorrhagiques
sont bien connues ; il n'en est pas ainsi de l'affection chronique et « l'auteur n'aura pas de peine
à montrer que leur histoire, leur existence même
est encore enveloppée de ténèbres... Les observations d'A. Cooper sont moins propres à éclairer
la question, qu'à montrer jusqu'à quel point et
avec quel succès un homme en position peut abu-
ser de la crédulité publique ». Il est vrai que, dans
une préface modeste, M. de Castelnau nous aver-
tit que son travail « ne comblera qu'un petit nombre de lacunes, mais redressera bien des erreurs
courantes ».

C'était là une dernière et vaine tentative et,
sauf M. Armand Després, qui n'a jamais craint
d'être seul de son avis, nul ne discute maintenant
l'existence de la syphilis du testicule ; mais de
nouvelles questions ont surgi. On a déjà démontré, contre Ricord, les altérations de l'épididyme
et du canal déférent ; on va maintenant prouver
la réalité de la gomme, et plus tard son ramollissement et son évacuation possible, les fistules qui

lui succèdent et les fongus qu'elle peut engendrer ; on discutera la nature de ces dépôts mortifiés et leur analogie avec le tubercule. Enfin on décrira, dans la glande spermatique, des formes nouvelles de syphilis ; Dron étudiera l'épididymite, et nous, nous essaierons d'établir que l'orchite a, dans certains cas, un début franchement inflammatoire.

On ne s'explique guère l'oubli où a été plongée si longtemps la gomme du testicule. Il fallait que l'autorité de Ricord fût bien grande, pour qu'on négligeât les observations publiées dans les recueils scientifiques, et où l'existence des masses caséeuses, déposées par la syphilis, est nettement affirmée. Nos livres classiques demeuraient muets et les auteurs les plus compétents conservaient une prudente réserve. M. Gosselin déclare, dans sa traduction de Curling, n'avoir jamais vu suppurer l'orchite syphilitique, mais il n'est pas démontré, pour lui, « que les sarcocèles non traités ou mal traités, surtout chez les sujets affaiblis, ne puissent arriver à suppuration. Ce serait seulement une terminaison tout à fait exceptionnelle ».

La *Pathologie des tumeurs* de Virchow contient, il est vrai, une étude remarquable de la gomme, mais on y retrouve la même erreur clinique : la gomme ne suppure pas : « Les dépôts caséeux se développent tantôt dans l'albuginée épaissie, tantôt dans les callosités du parenchyme même... Comme il existe une certaine quantité de substance intercellulaire fibreuse, ils sont habituellement compacts, secs et fermes... On peut facilement les confondre avec le tubercule... On n'a pas constaté que cette tumeur gommeuse pût s'ulcérer et s'ouvrir ; cependant on rencontre quelquefois aussi des ulcérations dans le cours du sarcocèle, et dans quelques cas de ce genre on peut regarder comme un état consécutif le fongus bénin de la glande. »

M. Lancereaux a bien vu lui aussi les gommes des testicules : « D'un volume qui varie de la grosseur d'une lentille à celle d'une noisette, d'une noix ou même d'un œuf, ces dépôts arrondis ou mammelonés, d'une coloration grisâtre ou d'un blanc jaunâtre, ont une consistance ferme qui devient plus molle vers le centre ; à la coupe ils sont secs... Entourés dès leur début d'une aréole grisâtre, ils sont enveloppés, plus tard, d'une sorte de capsule fibreuse blanchâtre dont il est parfois difficile de les séparer... Quant à la suppuration, tout porte à croire que le testicule syphilitique n'y est pas sujet. Cette opinion, qui est celle du professeur Gosselin, de Ricord et la nôtre, a l'avantage de reposer sur des faits nombreux. » A ces noms, M. Lancereaux pouvait ajouter ceux de Cornil et Ranvier, car ces auteurs écrivent : « On n'a pas d'observation positive de suppuration et d'ouverture, à l'extérieur, de gomme du testicule. »

Cullerier, dans la bonne description de son *Pré-cis iconographique,* publié en 1866, ne va pas au delà des idées de M. Gosselin : « Il est admis, en France, que la terminaison par ulcération n'existe pas, et cette proposition est généralement exacte pour notre pays, mais il n'en paraît pas être ainsi partout. » Ne faudrait-il pas admettre « la termi-naison par ramollissement et ulcération », la for-mation du fongus pourrait en être la conséquence. Mais ce serait exceptionnel chez nous « et partout où le traitement prudent et rationnel de la dia-thèse rend rares la cachexie spécifique et l'affai-blissement général par l'abus du mercure ». Sa conviction est loin d'être faite, car plus loin il ajoute « le fongus syphilitique, si tant est qu'il existe... ».

Plus près de nous encore, M. le professeur Fournier, dans ses séduisantes *Leçons sur le sarcocèle syphilitique,* dit n'avoir pas observé de gomme suppurée. Il sait seulement que des mas-ses circonscrites ou infiltrées ont été trouvées dans le parenchyme de la glande spermatique, mais il ignore leur évolution : « Peuvent-elles, en se ra-mollissant, s'ouvrir une voie à travers l'albuginée et les enveloppes du testicule? Tout cela nous échappe et nous échappera sans doute longtemps encore, car nous ne laissons pas à ces lésions, fa-cilement curables, la liberté de suivre leur évolu-tion complète. »

« Cependant, ajoute-t-il, *nous sommes autorisés à croire,* dès aujourd'hui, que les gommes testiculaires où épididymaires affectent l'évolution de toutes les autres gommes; elles se ramollissent, ulcèrent les parties ambiantes et finalement se fraient une voie au dehors. Il est *vraisemblable,* par exemple, que les gommes épididymaires sont l'origine de certaines fistules qui, traitées par l'iodure de potassium, guérissent avec une rapidité significative. De même aussi certains fongus ne dérivent, *suivant toute probabilité,* que de gommes ayant abouti à ulcérer l'albuginée et les enveloppes des bourses. »

Il est surprenant que les travaux sur le fongus bénin n'aient pas détruit de fond en comble l'opinion de Ricord et de Virchow sur la non suppuration de la gomme. Dès 1858, Rollet avait démontré que les enveloppes des testicules peuvent s'ouvrir pour livrer passage à une masse fongueuse qui s'étale sur le scrotum. Une fois l'attention éveillée, il semblait qu'on aurait dû surprendre la phase intermédiaire et reconstituer l'évolution complète de la gomme. Il n'en est rien, et la suppuration du testicule est soupçonnée et non prouvée.

Nous voyons les mêmes incertitudes, en 1875, dans l'excellente thèse de Moutier. Évidemment le doute y est plus pressant; l'auteur demande s'il ne faudrait pas, à l'encontre des idées courantes, admettre la suppuration des gommes, mais il ne peut apporter, pour résoudre cette question, aucun fait où, sous les yeux de l'observateur, un dépôt caséeux se soit ramolli et ouvert. En tous cas, pas plus que Rollet, il ne suppose que la gomme puisse s'ulcérer sans donner naissance au fongus. La tumeur granuleuse paraît être, pour eux, la terminaison nécessaire de la perte de substance des enveloppes.

Seul à cette époque, Kocher, de Berne, dans le *Compendium* de Pitha et Billroth, « conteste formellement l'assertion de Virchow, soutenue par Diday, que le testicule syphilitique ne s'ulcère pas. La peau s'infiltre d'un exsudat solide, rougit, perd sa souplesse et l'ouverture se produit... Il s'écoule une faible quantité de liquide séro-purulent, souvent avec des lambeaux de tissu... La fistule reste ouverte, souvent durant des mois, et sa sécrétion est peu abondante ». Il nous cite des observations assez probantes pour que M. Jullien eût pu supprimer le conditionnel dans cette phrase de son récent *Traité* : « Ces gommes seraient susceptibles de se ramollir... Une inflammation les ferait adhérer aux téguments..... »

Notre collègue et ami M. Reynier, qui ne semble pas connaître le travail de Kocher, publie, en 1879, dans les *Archives générales de médecine,* un rapide mémoire sur le sarcocèle gommeux. Il nous donne deux observations personnelles, où le dépôt ramolli paraît avoir eu l'albuginée pour siège ; il n'y eut point de fongus consécutif ; l'auteur en conclut que, seules, les gommes du parenchyme provoquent l'apparition des tumeurs granuleuses. Cette opinion est absolument erronée ; le mémoire de M. Reynier n'en est pas moins le premier où nous voyons, en France, affirmer la suppuration des syphilomes testiculaires.

De vieilles discussions viennent de se réveiller sur la nature de la gomme. Elle a été longtemps confondue avec les masses caséeuses que le tubercule dépose dans le testicule, et l'épididyme ; cette erreur se surprend encore dans des observations relativement récentes, et l'orchite chronique de Curling nous montre pêle-mêle les foyers de la syphilis et ceux de la tuberculose. Mais jusque-là le microscope n'était pas intervenu, et on pouvait croire qu'il assignerait un caractère bien défini à chacune de ces affections.

Au contraire, l'obscurité s'est accrue et on a découvert dans la gomme les mêmes éléments que dans le tubercule. Ce sont des éléments « transitoires » et les uns et les autres « doivent finir nécessairement par délitescence, dégénérescence, ramollissement ou ulcération ». De Bærensprung a soutenu que les nodosités syphylitiques n'étaient qu'un agrégat de tubercules ; il s'agit non de lésions différentes, mais d'un seul et même produit.

N'aurait-il pas pu ajouter : Des parents syphilitiques engendrent des tuberculeux ; de même les
premiers accidents de la vérole débilitent l'organisme et rendent les tissus du procréateur, tout
comme ceux du procréé, aptes à produire les
granulations.

Au mois de juillet de l'année courante, M. Ed.
Brissaud insistait, devant la Société de Biologie,
sur l'existence de follicules types trouvés en
grande abondance au milieu des tissus mortifiés
d'une gomme du testicule. Sans aborder la question de doctrine, il montrait qu'entre le groupe
cellulaire spécial si bien décrit par Koster, Fried-
lander et Charcot dans les tubercules, et celui
qu'il retrouvait dans la gomme, la différence
était inappréciable. Ici et là c'est bien le follicule
avec sa cellule géante et ses éléments épithélioïdes.

Bien que d'autres micrographes distingués
n'aient jamais rencontré dans la gomme du testicule le follicule tuberculeux type, — M. Malassez,
en particulier, n'a vu que des formes approchantes
ou dérivées, — acceptons un instant son existence
comme parfaitement prouvée. Il n'en faudrait pas
moins repousser l'opinion de Bærensprung. Nous
savons, en effet, qu'il y a, dans l'évolution de lésions différentes, des moments où les altérations
se ressemblent. En l'état actuel de la science on
ne saurait, sur l'aspect seul des tissus néoformés,

distinguer une tumeur de l'autre ; non seulement
on doit les étudier à divers âges, mais s'entourer
encore, pour arriver au diagnostic, des renseignements puisés à d'autres sources, à la clinique
par exemple.

Examinez à l'œil nu et au microscope deux
lambeaux d'eczéma : l'un de cause externe, celui
que l'on rencontre si fréquemment, chez les épi-
ciers et les blanchisseuses ; l'autre de cause interne et provoqué par une diathèse. Le derma-
tologiste ne pourra déterminer l'origine de la lésion ; il dira bien qu'il s'agit d'eczéma, mais il
n'ira pas jusqu'à reconnaître sa nature. Si, au
contraire, on met le clinicien en face du sujet,
les commémoratifs, le siège du mal, son évolution, permettront de dire de quel état primitif
découle cette affection commune. Le plus souvent l'anatomie pathologique et surtout la mi-
croscopie ne s'élèvent pas au delà.

Il en est ainsi pour la détermination de la
gomme. Les nodules, formés de petits éléments
ronds, ressemblent à s'y méprendre aux îlots embryonnaires engendrés par la tuberculose ; les cellules géantes, entourées de cellules épithélioïdes,
ont même groupement ; aussi l'aspect seul ne suf-
fira pas pour établir le diagnostic. Mais on re-
marquera d'abord que le siège du néoplasme n'est
pas identique. Dans le tubercule, la granulation se
développe autour du tube ; dans la syphilis, le no-

dule naît au milieu du tissu interstitiel hyperpla-
sié. Dans le tubercule les lésions débutent par l'é-
pididyme toujours plus altéré ; dans la syphilis, le
testicule proprement dit est le premier attaqué.
Dans le tubercule, le tissu scléreux est peu abondant ; son apparition semble provoquée par les
follicules ; dans la syphilis, la sclérose est presque
générale, et peut-être précède-t-elle la formation de
la gomme.

Ces différences sont suffisantes pour séparer
nettement la gomme du tubercule. Nous ne con-
fondrons pas ces deux néoplasmes et, malgré la
ressemblance qu'ils peuvent avoir à certaines
époques de leur évolution, nous n'en ferons pas
plus deux produits identiques que nous n'assimi-
lerions deux maladies, parce qu'à un jour donné
les deux courbes thermométriques auraient eu la
même forme.

L'histoire du fongus du testicule n'est rattachée
que depuis peu à celle de la syphilis. Les auteurs
anglais, à qui nous devons les premières études
d'ensemble, Lawrence, A. Cooper, Curling, avaient
bien vu ses connexions avec la vérole, mais en
France on en faisait une affection particulière ;
elle avait sa place à part dans la nosologie. Le
mémoire de Jarjavay, inséré en 1849 dans les
Archives générales, est un écho de cette doctrine,
et bien que plusieurs de ses observations soient

des types de fongus syphilitiques, ce chirurgien ne soupçonne pas un instant les relations de cause à effet qui existent entre eux et la vérole.

En 1853, Deville fait un premier pas ; le fongus n'est plus une entité morbide ; c'est un mode de terminaison d'une autre maladie. Malheureusement il compromet cette notion exacte par deux grosses erreurs : d'abord, la tuberculose seule peut provoquer, d'après lui, l'apparition de la tumeur granuleuse ; ensuite, il s'agirait toujours de hernie du testicule et non de véritables fongus ; les bourgeons charnus naîtraient de l'albuginée mise à nu et n'auraient jamais pour origine le parenchyme glandulaire.

Nélaton, dans ses *Éléments de pathologie chirurgicale*, n'accepte pas ce que la réforme de Deville avait de bon ; il revient au mémoire de Jarjavay, qu'il se contente de résumer. Le fongus a son chapitre distinct ; la tuberculose est signalée comme cause possible de la tumeur végétante ; mais le mot de syphilis n'est point prononcé, et son livre pourtant date de 1859 !

Cependant, dès 1857, M. Gosselin, dans ses annotations au *Traité* de Curling, se demande si le fongus « n'est pas une phase éloignée de l'orchite syphilitique ? » On objectera sans doute que le sarcocèle ne suppure pas ; mais est-on certain, ajoute-t-il, que chez les faibles et les cachectiques la fonte purulente ne survienne jamais ?

Ce n'était encore qu'une hypothèse hardie, et la Société de chirurgie, dans sa fameuse discussion de 1859, ne devait pas la sanctionner. M. Broca surtout se fit le défenseur de l'origine tuberculeuse, et cela, lorsque Rollet publiait un mémoire qui établissait, sur des bases irréfutables, l'existence du fongus syphilitique. L'auteur prouvait, par l'analyse de trois observations, que la vérole seule avait provoqué l'apparition de la tumeur granuleuse. Le traitement spécifique d'ailleurs vérifia le diagnostic par une guérison très rapide.

Depuis cette époque, le fongus syphilitique n'est plus contesté. M. Rollet a ajouté de nouveaux faits aux anciens, et nos recueils en ont publié un bon nombre. Au cas de Lallemand, de Montpellier, qui remonte à 1825, de Brandy Cooper, de Curling et de Jarjavay, sont venus se joindre ceux de West, de Simonet, de Romano, d'Obédénare et de Marc Sée. Nous-mêmes, en 1876, en citions un exemple probant, et Kocher, dans son remarquable article, nous en donne plusieurs observations importantes.

Cependant il existe encore une certaine confusion. Rollet a bien établi la réalité du fongus syphilitique, mais il ne nous parle que de la forme parenchymateuse ; les bourgeons charnus naîtraient toujours d'une gomme développée en plein testicule ; ils franchiraient une ulcération de l'albuginée pour s'étaler à la surface du scrotum. Le fongus superficiel, si bien décrit par Deville comme terminaison de l'orchite tuberculeuse, ne se produirait pas dans la syphilis. Nous trouvons le même silence dans des travaux plus récents, entre autres dans les *Leçons* de M. Fournier et dans le *Traité* de Jullien.

M. Moutier, dans sa remarquable thèse, ne formule pas la distinction, bien qu'il relate des observations absolument nettes de hernie du testicule. Le court mémoire de M. Marc Sée, sur un double fongus syphilitique, mentionne bien le fongus superficiel; mais l'auteur, sans s'expliquer catégoriquement, ne semble croire qu'à la mise à nu d'une petite partie de l'albuginée : il ne parle point de la hernie du testicule. D'après lui, la tumeur « prendra rarement un développement considérable..., le plus souvent la surface bourgeonnante ne dépassera guère le niveau du scrotum, comme dans les observations rapportées par M. Reynier ».

Or, si nous exceptons l'observation de West, aucun des cas de M. Reynier ne signale de fongus : il s'agit d'une destruction limitée des enveloppes, sans hernie du testicule, sans exubérance de bourgeons charnus. Mais nous savons qu'on regardait naguère la suppuration du testicule comme étant toujours un premier degré de l'évolution de la tumeur granuleuse; aussi M. Reynier, pour expliquer l'absence du fongus, émet une idée bizarre. On devrait distinguer deux sortes de gommes : les gommes superficielles, « qui ne donneraient lieu qu'à un ulcère simple, et les gommes profondes, parenchymateuses, dont le ramollissement provoquerait l'apparition du fongus ». Cette opinion ne résiste pas à l'examen des faits.

Nous décrirons, pour notre part, deux sortes de fongus : le fongus *superficiel* qui, lui-même, comprend deux variétés. Une première, peu importante, où une petite portion de l'albuginée se dénude par ulcération du scrotum et se recouvre de bourgeons charnus qui font, à la surface des téguments, une assez faible saillie ; une seconde, la hernie du testicule, où les enveloppes sont largement détruites et la glande, comme dans la tuberculose, est expulsée au travers. Sa membrane végète et l'organe hypertrophié constitue, hors des bourses, une tumeur souvent énorme.

Notre seconde forme est le fongus *profond* ou *parenchymateux*, celui que les auteurs signalent presque exclusivement et dont Rollet a donné la démonstration. Le testicule est contenu dans ses enveloppes ; mais l'albuginée et les téguments s'ulcèrent et une gomme parenchymateuse s'évacue : des bourgeons charnus naissent des travées fibreuses et de la membrane qui entouraient le dépôt ramolli ; ils comblent la caverne, puis franchissent, en s'étranglant, l'orifice cutané, pour s'étaler à la surface du scrotum.

Nous n'admettrons pas, pour expliquer la production de cette variété, un mécanisme qui a cependant pour lui A. Cooper, Jarjavay, et que M. Fournier appuie de son autorité. La tunique albuginée s'ulcère, nous dit Curling et « le néoplasme pousse peu à peu au dehors la substance tubuleuse qui forme une tumeur saillante, constituée par un mélange de tubes séminifères, de matière jaune et de bourgeons charnus. La hernie de la substance tubuleuse est parfois tellement considérable, qu'il en reste à peine dans l'intérieur de la tunique albuginée ». Pour M. Fournier, le fongus ne serait rien autre qu'une gomme testiculaire, « expulsée des bourses ».

Notre conception du fongus profond est tout autre. Les bourgeons charnus, dont l'exubérance constitue cette tumeur nouvelle, ce granulome comme on l'a nommée, ne sauraient prendre naissance sur des dépôts caséeux. La gomme est une substance morte où ne peut germer aucun tissu, quelque élémentaire qu'on le suppose. Quant aux tubes séminifères qui viendraient apparaître à l'orifice de l'albuginée, ce n'est pas sur un sol aussi mouvant que la végétation prendrait racine.

D'ailleurs le parenchyme glandulaire est séparé de la caverne des gommes évacuées par une membrane d'enkystement trop épaisse et trop résistante pour être franchie. Aussi, pour nous, le fongus n'est pas « une gomme expulsée ». Tout au contraire, il commence seulement lorsque « l'expulsion » de la gomme est terminée. C'est après l'évacuation du foyer ramolli que commence la végétation de bourgeons charnus.

Voilà ce que nous savons à cette heure sur la syphilis du testicule. C'est à ce point que nous allons prendre la question. La gomme est encore peu connue ; son évolution est discutée, mais l'orchite interstitielle n'a plus besoin de défenseur ; ses signes sont bien étudiés et son anatomie pathologique est assez avancée. Nous aurons peut-être à rectifier çà et là quelque généralisation trop hâtive, ou à mettre à sa vraie place un symptôme dont on aurait exagéré l'importance, mais il ne faut pas songer à refaire un tableau si magistralement tracé par Ricord et par son élève le professeur Fournier.

Nous insisterons pourtant sur une forme jadis signalée par Ricord, entrevue depuis par de nombreux auteurs, mais qui n'a jamais eu l'exacte description qu'elle mérite. Le sarcocèle peut avoir un début franchement inflammatoire ; son allure rappelle alors l'orchite aiguë d'origine uréthrale ; nous avons vu s'y tromper un chirurgien de valeur. Il est de fait que l'indolence est devenue comme le caractère pathognomonique de la tumeur syphilitique ; elle se dépose à froid, répète-t-on sans cesse. Aussi lorsque surviennent la douleur,

la rougeur, une tuméfaction rapide, l'idée de sarcocèle est par cela même écartée.

C'est une exagération regrettable, et le fait que
nous avons observé, les huit à dix cas recueillis dans
les auteurs, prouvent le mal fondé d'une idée aussi
absolue. Pourquoi d'ailleurs l'orchite syphilitique
aurait-elle toujours un début insidieux et une
marche lente? La vérole n'est pas nécessairement
« froide ». Le gonflement et la douleur ont été
notés dans plusieurs viscères, entre autres dans le
foie, et si les ganglions lymphatiques sont en général indolents, les adénites spécifiques ne sont
pas exceptionnelles qui s'accompagnent des signes
cardinaux de l'inflammation.

Il est une autre forme mieux connue, mais fort
discutée encore : les altérations de l'épididyme
sont bien démontrées, mais il restait entendu qu'à
l'inverse de ce qui se passe dans la tuberculose,
cet organe, dans la syphilis, n'est envahi que se-
condairement; le testicule serait toujours atteint
le premier. En 1863, le Dr Dron s'élève contre cette
loi et cherche à établir qu'il existe une épididymite indépendante du sarcocèle; il montre, d'après
ses observations, que, dans les formes graves de
la vérole, il peut se développer « une tumeur indolente, dure, de petit volume, à surface inégale
et bosselée, occupant la tête de l'épididyme, isolée
du testicule, et coïncidant avec les accidents tertiaires ou secondaires tardifs ».

Le travail de M. Dron n'est point passé inaperçu, et malgré l'attention que lui ont prêtée les syphiliographes, cette épididymite n'est point acceptée sans conteste. Plusieurs auteurs en parlent sans paraître l'avoir observée. M. Rollet, en 1865, résume simplement la description de son confrère lyonnais ; M. Jullien la reproduit sans ajouter un cas nouveau ; M. Lancereaux, qui, lui aussi, parle de cette affection, nous a dit l'avoir inutilement cherchée, et plusieurs médecins de Saint-Louis et du Midi nous ont fait de semblables déclarations.

Ce n'est pas tout : il est des chirurgiens moins réservés qui nient résolument cette forme spéciale. Sigmund ne la croit pas indépendante d'une lésion des testicules, et Kocher, de Berne, dit que la syphilis primitive de l'épididyme décrite par le Dr Dron « a été justement contestée par les autres auteurs ». En dehors de M. Fournier et de son élève le Dr Balme, nous ne trouvons guère que des incrédules.

Sans tenir compte de ces recherches négatives, il est certains points que n'élucide pas le mémoire de M. Dron. Pour lui, l'épididymite est un accident « secondaire tardif ou tertiaire », et si parfois son apparition est rapide et se fait, en moyenne, dans les trois mois et demi qui suivent l'éclosion du chancre, c'est que la syphilis est maligne ; son évolution se précipite et la tumeur est « l'expression d'une vérole forte ».

M. Balme nous dit que si, dans ses observations, la lésion de l'épididyme s'est produite, huit fois, entre deux et quatre mois, elle s'est montrée, six fois, entre le cinquième et le quatorzième ; huit fois entre deux et huit ans ; une fois enfin, quinze ans après le début de l'affection. N'en est-il pas absolument de même pour l'orchite syphilitique ? Ne voyons-nous pas le testicule proprement dit atteint à ces mêmes périodes ?

Vidal cite un cas où le sarcocèle s'est montré au cinquantième jour de la syphilis ; Ricord l'a vu au bout de deux mois et demi ; nous avons relevé, dans les recueils scientifiques, plusieurs faits de ce genre, et nous-mêmes en avons récemment observé un fort net à l'hôpital du Midi. Une orchi-épididymite des plus manifestes survint à la fin du troisième mois de la vérole.

Si nous insistons sur ces faits, c'est que M. Dron et M. Fournier ne nous semblent pas d'accord ; M. Fournier, bien que sa statistique ne soit autre que celle de M. Balme, insiste sur la précoce apparition de l'épididymite. Il transforme le nom « d'épididymite syphilitique », imposé par Dron, en celui « d'épididymite secondaire ». La tumeur aurait ainsi deux caractères distinctifs : son siège et l'époque de sa manifestation.

Nous avons vu que le second caractère est sans valeur. L'orchite et l'épididymite peuvent être l'une et l'autre des accidents précoces, et la question se trouve réduite à ces termes : La syphilis génitale envahit-elle d'emblée l'épididyme, ou bien, comme le veut une loi, encore exacte pour beaucoup, le testicule est-il toujours atteint le premier?

Nous ne saurions hésiter; les observations négatives ne peuvent annihiler un fait positif; les cas de M. Dron, ceux de M. Fournier persistent. De telles autorités font foi, et on ne saurait admettre que leur sagacité ait été mise en défaut. Mais sur un seul caractère, nous ne voudrions pas créer une forme spéciale; d'autant que l'épididymite est souvent accompagnée d'orchite, et rien ne la différencie alors du sarcocèle banal; nous ferons donc de cette épididymite une simple variété.

Il est encore un point de doctrine que nous ne pouvons passer sous silence. Nous avons parlé de sclérose et de gomme du testicule, sans nous expliquer sur la nature de ces lésions. Les différences qui les séparent ne sont pas aussi tranchées qu'on l'a dit, et si leur processus anatomique est distinct, il serait souvent, en clinique, fort difficile de les séparer.

D'ailleurs, gomme et sclérose coexistent presque toujours. Toujours, sur les confins du dépôt caséeux, se juxtaposent des couches concentriques de tissu fibreux qui forment comme un centre d'où irradient des lames ou des cordons semblables à ceux de l'orchite interstitielle. La réciproque n'est pas aussi vraie, et l'on cite des cas de sclérose sans gomme. Nous en avons vu des exemples; des planches de Virchow, de Lancereaux et de Ricord en reproduisent aussi; on n'aperçoit, dans le testicule, que des traînées conjonctives et point de masses mortifiées.

Mais cet aspect peut n'être qu'apparent; les recherches microscopiques, et même un examen attentif à l'œil nu, démontrent souvent l'existence de petits foyers gommeux au milieu du parenchyme sclérosé. M. Hutinel les a trouvés dans l'orchite de la syphilis héréditaire. « Des amas de cellules embryonnaires, semblables à des globules blancs, se déposent dans les mailles du tissu conjonctif; elles forment là des espèces de petites gommes qui, en raison de la facilité avec laquelle leurs éléments absorbent les matières colorantes, tranchent nettement sur le reste de la préparation. »

Souvent, sur des coupes de testicules sclérosés que nous montrait M. Malassez, nous avons vu, par transparence, de petits amas mortifiés de la grosseur d'un grain de mil. Au premier abord cependant on aurait pu croire que la glande atrophiée ne contenait que du tissu fibreux. M. Hayem nous a dit avoir observé des faits analogues dans les foies « ficelés » qu'il a si remarquablement décrits : au milieu des faisceaux lamineux se trouvaient des traînées de cellules en régression et qui paraissaient le vestige de quelque gomme résorbée.

Récemment, il est vrai, M. Brissaud cherchait
en vain ces gommes microscopiques dans un testicule dont le congénère, représenté sur notre
première planche, était le siège de superbes
noyaux caséeux. Mais nous ferons remarquer
d'abord que le processus atrophique était déjà très
ancien; de petits amas pouvaient être déjà résorbés. Ne voyait-on pas, dans la seconde glande,
la gomme vieillie, diffluente, en pleine régression?
Quelques mois, une année encore, et peut-être aurait-elle disparu, ne laissant comme vestige de
son existence que le tissu scléreux de son enveloppe!

Certes, nous ne voulons pas prétendre qu'il n'y
ait jamais de sclérose sans gomme; nous croyons
seulement que la coexistence de ces deux lésions
est la règle, et qu'il serait arbitraire de séparer
leur histoire, surtout à la manière de nos prédécesseurs. Une glande volumineuse, bosselée, rem-
plie de noyaux durs, est étiquetée orchite interstitielle : si elle s'atrophie, le diagnostic demeure.
Mais si une tubérosité grossit, adhère, se ramollit
et s'évacue, on prononce le mot de gomme. Le
nouveau terme évoque une anatomie pathologique
nouvelle, une nouvelle symptomatologie; dans les
deux cas pourtant la lésion est semblable; seule
la terminaison diffère.

Si donc on persiste à séparer le testicule scléro-
gommeux de l'orchite scléreuse, qu'on tente le

diagnostic à toutes les périodes de la tumeur et qu'on n'appelle pas faussement testicule scléreux tout testicule syphilitique non suppuré. En vérité, lorsque la glande est volumineuse, soulevée par des bosselures, lorsqu'on sent dans le parenchyme, souple encore en certains points, un ou plusieurs noyaux indurés, on pourra presque à coup sûr prononcer le nom de gomme, bien qu'on se soit contenté jusqu'à présent de dire : orchite interstitielle. Mais ces cas extrêmes sont assez rares et, le plus souvent, le testicule syphilitique, dans sa forme moyenne, dissimule sous le tissu fibreux de la périorchite et de la périépididymite, les noyaux gommeux qu'il contient.

Donc, au point de vue anatomo-pathologique, coexistence fréquente de la sclérose et de la gomme, coexistence invariable de la gomme et de la sclérose. Nous tiendrons compte de cette simultanéité, et au lieu de faire deux chapitres absolument distincts, nous montrerons les liens étroits qui unissent les deux lésions.

Au point de vue clinique, la coexistence habituelle a pour résultat des symptômes identiques, ceux de la sclérose qui voile les dépôts mortifiés sous les plaques et les saillies indurées de l'albuginite. Aussi, tout en signalant les cas exceptionnels où les gommes s'affirment par le volume de la glande, d'énormes bosselures et des adhérences précoces, nous étudierons la forme banale, l'an-

cienne orchite interstitielle, sous le nom de sarcocèle scléro-gommeux.

Le sarcocèle scléro-gommeux peut avoir diverses terminaisons qui, toutes, mériteront une description spéciale : la résolution, de règle sous l'influence d'un traitement énergique ; l'atrophie, trop
fréquente lorsque la syphilis n'est pas combattue ;
enfin la suppuration, qui elle-même engendre les
fistules et le fongus. On voit en quoi diffère notre
conception : le ramollissement de la gomme était
considéré comme une affection distincte ; les
rares auteurs qui ont vu son évacuation semblaient dire que telle était l'évolution naturelle des
dépôts mortifiés de la glande spermatique. Pour
nous, la suppuration n'est plus qu'une terminaison rare de l'orchite scléro-gommeuse.

CHAPITRE II

ANATOMIE PATHOLOGIQUE

Les altérations que la syphilis provoque dans le testicule sont de deux ordres : la sclérose et la gomme. Plusieurs auteurs opposent ces formes l'une à l'autre ; ils les décrivent dans des chapitres distincts ; ce sont, pour eux, des affections très différentes.

L'anatomie pathologique, avons-nous vu, ne consacre pas absolument une division aussi nette : elle nous montre, en effet, qu'il n'y a jamais de gomme sans sclérose et que, d'autre part, il est assez rare de rencontrer une sclérose sans gomme. Parfois, il est vrai, l'œil nu ne révèle, dans la glande, que des travées fibreuses, mais le microscope prouve l'existence de petits foyers perdus dans l'épaisseur du parenchyme induré.

Aussi, dans ce chapitre, ne séparerons-nous pas complètement la sclérose de la gomme. Nous décrirons bien ces lésions l'une après l'autre, afin d'exposer en quoi elles diffèrent, mais nous mon-

trerons en même temps leur juxtaposition fréquente et les liens étroits qui les unissent.

I

EXAMEN A L'ŒIL NU

Nous commencerons par l'étude de la cavité
vaginale. Si l'on en croyait la description des auteurs, l'hydrocèle serait de règle. Cette assertion
nous paraît erronée, et d'un relevé qui porte sur
près de 50 observations, il ressort que l'épanchement existerait à peine dans la moitié des cas.

Peut-être, au début, est-il plus fréquent; un certain nombre de faits cliniques sembleraient nous
le prouver; mais aux périodes ultimes il devient
fort rare : ainsi sur 23 dissections de testicules
syphilitiques enlevés par la castration ou recueillis après la mort, nous trouvons que 21 fois l'hydrocèle manquait, 2 fois une petite quantité de
liquide s'était interposé en un point, enfin 1 fois
l'épanchement était appréciable. L'hydrocèle est
fort rare dans la syphilis héréditaire, et M. Hutinel ne l'a observée que deux fois sur un grand
nombre de faits. Kocher, Rollet et Virchow ont
aussi noté la fréquence de la symphyse vaginale.

Il résulte de ces examens que, lorsque l'orchite
vieillit, il s'opère une fusion des feuillets séreux;

leur tissu s'épaissit et la glande enserrée ne peut être dégagée que par une dissection attentive. On lit, dans une de nos observations, que les enveloppes des bourses formaient une sorte de membrane unique, de consistance et d'aspect fibro-cartilagineux, surtout en arrière, où le tissu scléreux s'accumulait en une coque confondue avec l'épididyme, dont elle triplait certainement le volume; le canal déférent, à son origine, et les vaisseaux du cordon étaient perdus dans cette masse.

Il s'agissait là d'un cas extrême; mais cette production nouvelle, sans atteindre une pareille épaisseur, existe presque toujours, et c'est à elle qu'est due surtout l'augmentation de volume de l'épididyme. Du reste, la néoformation de tissu fibreux n'est pas spéciale à la syphilis et, en 1876, dans notre travail sur la tuberculose du testicule, nous décrivions avec soin cette coque de 4 à 6 millimètres, dure, résistante surtout au niveau de la queue de l'organe, qu'une sculpture délicate libère avec peine.

Lorsque l'adhérence des deux feuillets de la vaginale est incomplète, il se forme un léger écartement où s'accumule la sérosité; on a un petit kyste dont l'obscure fluctuation pourrait en imposer dans un examen superficiel. Une fois, nous avons trouvé entre les deux séreuses une végétation du volume et de la forme d'une lentille, im-

plantée sur l'albuginée par une partie de sa circonférence; ce petit polype était mou, et l'on voyait à
sa surface un riche réseau capillaire. D'une façon
générale d'ailleurs, la circulation est plus abondante et, dans plusieurs observations, nous avons
noté l'existence de vaisseaux nombreux irriguant
la vaginale et ses néomembranes.

Les altérations de l'épididyme sont rares, dans
la forme purement scléreuse. Au premier abord,
cet organe semble avoir disparu au milieu des
masses fibreuses; mais la dissection prouve qu'il
est à peu près normal; son volume ne diminue
guère et, comme souvent le testicule est atrophié,
l'épididyme, qui conserve ses dimensions primi-
tives, enveloppe parfois les deux tiers de la glande.
Ricord l'a vu aplati comme un ruban sur le bord
postéro-supérieur du testicule tuméfié; mais ces
cas, qu'il croyait de règle, sont rares et, d'après
nos observations, il est anémié, blanchâtre, tassé,
pour ainsi dire par la coque qui l'enserre de tous
côtés; sa dimension pourtant ne change guère; le
plus souvent même sa perméabilité est intacte, et
nous avons vu la colonne de mercure pénétrer
jusqu'au niveau des cônes.

L'aspect du testicule varie suivant l'âge des lésions : l'orchite interstitielle au début n'est guère
connue que chez les jeunes enfants en proie à la
syphilis héréditaire. M. Hutinel, dans un bon mémoire, nous montre « le testicule plus gros, plus

dur et plus pesant qu'à l'état normal » ; il atteint
rarement le volume d'un œuf de pigeon, ordinairement il est comme une noisette ; la surface de
coupe, sur laquelle on aperçoit de nombreux orifices vasculaires, ressemble à une masse charnue,
plus résistante, plus dense et plus congestionnée
que n'est le tissu de la glande saine. On distingue
çà et là de petits points blanchâtres qui rappellent
des grains de semoule.

Nous avons retrouvé cet aspect chez l'adulte.
Le testicule est massif et lourd ; son parenchyme
plus consistant est profondément modifié ; il est
rose, charnu et résiste à une traction même énergique ; des vaisseaux se dessinent sur la surface
de section ; mais au lieu de suivre aussi nettement
les faisceaux fibreux des travées comme dans la
glande normale, ils divergent en éventail dans
les tissus de formation nouvelle.

L'envahissement scléreux se fait rarement
d'une façon régulière, et il est exceptionnel de
voir tout le parenchyme étouffé par les travées
épaissies. Le plus souvent, le rete testis a disparu
comme organe glandulaire ; il est transformé en
un noyau dur d'où partent de véritables cordages
tendineux qui circonscrivent des espaces où les
tubes persistent encore. Leur coloration chamois
est moins nette et la coupe prend, en ces points, une
apparence vaguement laiteuse, due sans doute à
une plus grande abondance des fibres conjonctives.

Parfois les altérations sont cantonnées dans le tiers, la moitié, les deux tiers du testicule; les tubes de la portion réputée saine ne se différencient alors que par une certaine gracilité; ils s'étirent moins facilement avec la pince et leur rupture est plus rapide. Cependant sur une pièce que nous avons examinée avec M. Brissaud, le pôle supérieur du testicule était intact; les canalicules avaient leur calibre normal; en certain point même leur lumière était dilatée par des amas de cellules où l'on constatait encore tous les stades de la spermatogénèse.

Mais on observe aussi des atrophies complètes, une véritable destruction de l'organe. L'albuginée épaissie ne peut être séparée ni de la séreuse, ni de la glande avec laquelle ses fibres se continuent. En quelques points, la surface est chagrinée, d'aspect cicatriciel; les dépressions correspondent à des cordons fibreux qui, du corps d'Highmore, viennent s'insérer au dedans de la membrane d'enveloppe attirée par eux et froncée. Çà et là on voit des noyaux blanchâtres étoilés, d'où rayonnent les travées rétractiles; plus de tubes séminifères : à leur place, une sorte de fibrome irrégulier, d'une dureté ligneuse, qui crie sous le scalpel et dont la coupe ressemble à celle d'un tendon.

L'orchite interstitielle, telle que nous venons de la décrire, serait, nous dit-on, la forme que revêt le plus habituellement la syphilis du testicule. Nous croyons qu'on en exagère la fréquence : souvent des noyaux gommeux coexistent avec l'épaississement de l'albuginée et des travées fibreuses. Mais, comme nous l'avons dit, deux causes nous les font méconnaître. D'abord on examine parfois la glande à une époque fort avancée et lorsque la résorption du syphilome est complète ; ou bien la nodosité, à peine visible, échappe à des recherches superficielles ; ils existent cependant, et M. Hutinel a toujours constaté dans les testicules scléreux de la syphilis infantile « de petites gommes microscopiques constituées par des amas de cellules rondes embryonnaires ».

Ces petits foyers nous sont comme une transition, et nous amènent par gradation insensible à ces énormes masses caséeuses qui parfois distendent le testicule et ses annexes. Les gommes, en effet, peuvent envahir le parenchyme glandulaire et l'albuginée, les enveloppes scrotales, l'épididyme et le tissu cellulaire qui l'entoure, le canal déférent et les divers éléments du cordon spermatique.

Les gommes du cordon sont rares, mais point autant que les auteurs semblent le dire. Ricord, dans sa *Clinique iconographique de l'Hôpital des vénériens*, nous parle d'un homme de cinquante ans, qui, dix ans après un chancre induré, vit apparaître des gommes à la racine de la cuisse, sur la jambe, dans le tissu cellulaire des deux avant-bras et au scrotum. La tumeur des bourses était volumineuse, à base profonde, et englobait le cordon jusqu'à la naissance de l'épididyme. Elle devint adhérente, se ramollit, la peau s'ulcéra et, par l'ouverture, s'échappait une suppuration sanieuse chargée de détritus organiques. Un trajet fistuleux persista quelque temps, qui disparut sous l'influence du traitement ioduré.

M. Verneuil, dans l'article *Aine* du *Dictionnaire encyclopédique*, cite le fait suivant, qu'il observa en 1856 : « La masse morbide, du volume des deux poings, dure, lardacée, occupait le scrotum et remontait le long du cordon jusque dans la fosse iliaque; la tumeur diminua notablement dans la suite, mais le sujet succomba à des accidents cérébraux. A l'autopsie, le cordon semblait infiltré de graisse et de tissu fibreux..., le suc exprimé était entièrement composé de cytoblastions, et je me prononçais, d'après ces caractères, pour une tumeur gommeuse. » Kocher nous parle d'un malade dont le cordon était le siège de deux gommes; la supérieure avait le volume d'un œuf d'oie.

M. Lancereaux nous dit que, dans un de ses cas, le cordon formait une baguette dure, du volume du pouce, renflée en plusieurs endroits. L'un des renflements, situé près de l'arcade de Fallope, était

aussi gros qu'un marron. Mais on ne saurait affirmer aux dépens de quel tissu s'est développée
la gomme dans ce cas et dans les précédents ; il
en est de même pour les faits de Lejeal, qui vit,
dans le service de Nélaton et de Vidal de Cassis,
des cordons hypertrophiés, durs, comme cartilagineux et se prolongeant jusque dans le canal inguinal.

Hélot, au contraire, précise le siège de l'affection, et c'est du canal déférent qu'il s'agit. Il nous
donne deux observations où cet organe était triplé
de volume et sans bosselure. Nous-mêmes avons
vu trois cas, le premier en 1875 à l'hôpital de la
Pitié, et les deux autres cette année, à l'hôpital
Saint-Louis : le canal déférent, semblable, par
sa rigidité, à une baguette de verre, avait acquis
le diamètre d'un porte-plume.

L'anatomie pathologique des gommes nées
dans les enveloppes du testicule se confond trop
étroitement avec la symptomatologie de ces tumeurs, pour en faire ici l'histoire détaillée : au-
dessous du scrotum ulcéré se voit un tissu jaune
grisâtre qui s'exfolie lentement, de la superficie
vers la profondeur, à moins qu'une réaction inflammatoire vive ne creuse un sillon sur le pourtour du syphilome, éliminé en bloc et qui laisse à
sa place une caverne plus ou moins large. Celle-
ci se comble peu à peu et disparaît, comblée par

des bourgeons charnus. Cependant lorsque des gommes adjacentes se vident dans sa cavité, un trajet fistuleux persiste, dont nous aurons plus tard à faire l'étude.

Nous avons, dans un cas, détaché avec le scalpel une portion de gomme péritesticulaire mise à nu par ulcération du scrotum; la substance d'un blanc sale rappelait la chair de morue; elle était feuilletée comme elle, et se détachait par fragments lamelleux. Ricord a vu une de ces gommes, au milieu du tissu cellulaire lâche des enveloppes de la glande. Elle se présentait sous la forme d'un tubercule isolé, gros comme la moitié d'un pois, et d'une coloration grisâtre.

La description des gommes de la glande ne nous paraît pas avoir été faite encore avec la précision qu'elle mérite. Les auteurs se contentent de signaler leur existence, mais l'aspect qu'elles présentent, leur forme, leur nombre, ne sont guère étudiés, et peu essaient de mettre en relief les caractères macroscopiques grâce auxquels on distinguera le syphilome du tubercule et même de certaines formes de cancer. L'erreur a été souvent commise; il y a une quarantaine d'années elle était de règle et maintenant, malgré les progrès de l'anatomie pathologique, nous croyons qu'on s'y trompe encore. Non seulement des testicules syphilitiques ont été pris pour des sarcomes et enlevés comme tels, mais, la castration pratiquée, la coupe de la tumeur n'a pas toujours rectifié le diagnostic.

Le tableau cependant est parfois des plus nets. Le testicule, souvent plus volumineux qu'un œuf de poule, a conservé sa forme générale; les bosselures qui soulèvent la glande sont en partie masquées par la périépididymite et les néomembranes de la vaginale. L'albuginée n'est pas toujours épaissie. Lorsque l'orchite scléreuse domine, elle est parsemée quelquefois de saillies fibreuses semblables à des moitiés de pois secs, à des grains de plomb à demi cachés dans l'albuginée; ou bien elle est doublée de plaques irrégulières qui semblent la « blinder ». Dans le testicule sclérogommeux nous avons constaté cet aspect, mais il n'est pas rare de trouver la membrane lisse, sans verrucosités; les vaisseaux gorgés de sang dessinent à sa surface de riches arborisations.

Lorsqu'une gomme se développe dans son épaisseur, l'albuginée perd sa structure pour prendre celle du syphilome, avec toutes les modifications que ce dernier présente suivant l'époque de son évolution. M. Cornil a vu la tunique albuginée très épaissie en certains points. Sa coloration était blanche et nacrée, et, à sa surface, s'élevait une saillie volumineuse formée de plusieurs mamelons tendant à prouver que cette tumeur était due à la fusion de plusieurs tubercules primitivement sé-

parés. Cette gomme, développée aux dépens de la
membrane fibreuse, avait, sur sa coupe, les mêmes
caractères que les noyaux semblables du testicule
et de l'épididyme.

Sur une coupe antéro-postérieure, le testicule
gommeux nous offre le plus souvent un aspect caractéristique. Il est des cas où le néoplasme infiltre
la glande tout entière, et la surface de section ne
montre qu'un tissu dense, élastique, d'une coloration grisâtre. M. Nepveu rapporte une observation de ce genre : un malade, porteur d'un sarcocèle lisse, arrondi, avec une fluctuation légère en
un point, avait, pendant plusieurs mois, pris sans
succès de l'iodure de potassium. M. Verneuil crut à
une tumeur maligne et fit la castration ; il s'agissait d'un testicule syphilitique du volume d'un œuf
de dinde et dont le parenchyme, d'une résistance
presque cirrhotique, renfermait des dépôts jaunâtres diffus, sans foyer de ramollissement. M. Lancereaux nous décrit un testicule légèrement irrégulier, ferme, partout également dur ; le feuillet
viscéral, l'albuginée et le parenchyme sont confondus en une masse peu friable et constituée par
un tissu nouveau, sans canalicules spermatiques,
et analogue à un jaune d'œuf très cuit.

Mais en général la glande n'est que partiellement envahie. On y trouve, à côté de tractus
fibreux qui, du corps d'Highmore, rayonnent vers
l'albuginée épaissie, des noyaux gommeux plus ou

moins abondants. Parfois un seul occupe le centre
du testicule; parfois il en existe deux, trois, cinq,
même dix, séparés les uns des autres par des tissus sclérosés. M. Cornil a publié une observation
qui est un type de cette forme. La glande est très
dure, élastique, et ses tractus fibreux, blanchâtres,
tranchent sur la teinte rosée du parenchyme.

Au milieu apparaissent six ou sept tumeurs
arrondies ou ovalaires, dentelées à leur bord,
et dont le volume varie de celui d'un petit pois à
celui d'une grosse fève. La couleur de ces noyaux
plus résistants, plus fermes encore que le reste du
tissu, est d'un jaune tendre, analogue à celle
des corps jaunes de l'ovaire. Chacune de ces tumeurs fait saillie sur la coupe, s'échappant en
partie de l'atmosphère celluleuse, plus lâche, qui
les entoure. Leur centre est moins dur, moins
fibreux que leur écorce. L'une d'elles se distingue
assez bien par une aréole de vaisseaux qui rampent
dans le tissu qui l'entoure.

Une de nos observations est à peu près semblable. Le parenchyme glandulaire, d'un rose nacré,
avec quelques teintes laiteuses, nous montre tous
les caractères de la sclérose. Au milieu de ce tissu
nous trouvons deux foyers gommeux. Le plus
gros se présente sous l'aspect d'une masse jaune
dont le centre est constitué par une matière caséeuse, agglomérée en grumeaux assez petits
qu'entraîne facilement un filet d'eau. La gomme

forme alors une caverne irrégulière, anfractueuse, et tapissée par un tissu lardacé de plus en plus ferme à mesure qu'on se rapproche de la périphérie ; il se continue, par transition insensible, avec le parenchyme sclérosé qui enveloppe le syphilome de plusieurs lames concentriques.

Ces gommes, avons-nous dit, ont toutes les dimensions, depuis ces petits amas de cellules proliférées le long des vaisseaux et que le microscope seul nous révèle, jusqu'à ces dépôts énormes qui remplissent l'albuginée et se substituent au parenchyme glandulaire, dont il ne reste plus de trace. Le plus souvent elles ont la grosseur d'un pois ou d'une noisette et sont assez régulièrement sphériques. Leurs limites sont parfois indécises et leur tissu se continue avec les tissus environnants. Le syphilome ne peut donc pas être énucléé ; cependant nous avons observé un cas où il existait une membrane d'enveloppe lâche ; de légères tractions rompaient les traînées celluleuses, et la tumeur se dégageait d'une loge formée de lamelles conjonctives souples, où rampaient des vaisseaux en grand nombre.

Les gommes diffèrent beaucoup suivant la période de leur évolution : jeunes encore, elles sont gris rosé ou jaunes et, bien qu'on les ait confondues avec les noyaux crus du tubercule, nous avons des signes pour les distinguer. Elles n'ont pas la coloration mate, cette apparence de mastic

de vitrier, que l'on signale dans les foyers caséeux;
elles sont plus franchement jaunes et parfois un
peu chatoyantes. Un examen minutieux montre
que leur substance n'est pas homogène, et l'on
aperçoit des fibres ambrées, semi-transparentes
et qui rappellent la chair de l'ananas. Ces fibres
sont enchevêtrées en divers sens et circonscrivent
des espaces irréguliers, de petites mailles où est
contenue la substance opaque, qui donne à la tumeur sa teinte jaune. Si l'on essaie d'entamer la
gomme avec l'ongle, le tissu résiste, il est élastique et ne se laisse pas effriter; le tubercule, au
contraire, même lorsqu'il est cru, est essentiellement friable.

Les gommes en vieillissant subissent diverses
métamorphoses, et la méconnaissance de ce fait
nous explique l'absence d'unité dans les rares descriptions que nous ont données les auteurs. Ils
semblent croire que le syphilome est toujours identique; aussi serait-on disposé à regarder comme
une variété ce qui n'est peut-être qu'un stade dans
l'évolution de la tumeur. Spontanément, ou sous
l'influence du traitement spécifique, le néoplasme
se résorbe et à sa place on trouve une cicatrice
scléreuse; n'est-ce pas ainsi que l'iodure de potassium fait disparaître d'énormes dépôts sous les
yeux de l'observateur? La glande est ligneuse,
bosselée; parfois même, comme nous en rapportons
un cas, la tumeur soulève l'albuginée, adhère aux

téguments et dans peu l'évacuation va se faire ;
on administre le médicament, la tuméfaction diminue, les enveloppes reprennent leur mobilité, et
non seulement la gomme s'affaisse, mais le tissu
glandulaire peut reprendre sa souplesse primitive.

La résorption est souvent moins complète ; les
cellules entrent en régression granulo-graisseuse,
ce qui donne à la tumeur sa coloration jaune ;
elles se détruisent, leurs éléments forment des
combinaisons nouvelles, et il n'est pas rare de trouver, au milieu de foyers granuleux, des cristaux
de cholestérine et d'acide stéarique. M. Nepveu
en fournit une observation ; M. Lancereaux en a
observé des exemples. La gomme est alors dure,
sèche, la pression la plus énergique ne peut en
exprimer le moindre suc ; la coloration est aussi
plus foncée, et sur la coupe on n'aperçoit plus ces
stries demi-transparentes dues à l'enchevêtrement
des fibres sclérosées. La tumeur peut alors rester
stationnaire et demeurer, au milieu des tissus, sans
nouvelles modifications.

Le ramollissement parfois est fort rapide au contraire, et amène la désagrégation complète du syphilome. A sa place se trouve une caverne rem-
plie d'une substance molle, d'un liquide puriforme
qui entraîne avec lui les fibres sclérosées. Cette
matière diffluente ressemble à de la filasse mouillée, ou au bourbillon de l'anthrax. Cette fonte des
dépôts gommeux est en général partielle et n'at-

teint qu'un foyer circonscrit. Dans une de nos observations, le testicule tout entier était pris et, sur une coupe, on constatait, au milieu de la glande, des bourbillons à centre diffluent, à couches périphériques plus résistantes, lardacées, avec des amas de cellules mates et de fibres translucides; entre ces sortes de grumeaux, du volume d'un pois, était un liquide trouble qui rappelait la colle de pâte un peu fluide.

Lorsque ces foyers ramollis coexistent avec des gommes plus jeunes, grisâtres ou jaunes, séparées les unes des autres par de grandes travées de tissu scléreux, l'aspect de la tumeur peut rappeler certains sarcomes. L'erreur a été commise devant nous, et le microscope seul révéla la nature réelle du néoplasme.

L'épididyme est parfois altéré : les lésions n'y sont pas de règle comme dans la tuberculose. Ricord a pu dire : « Lorsque le testicule est atteint de tuberculose, il y a toujours des dépôts caséeux dans l'épididyme. » Nous pouvons retourner cette loi et dire : « Toutes les fois que l'épididyme est affecté par la syphilis, le testicule est pris plus profondément. » Il n'en reste pas moins acquis, malgré les dénégations de certains auteurs, que l'épididyme peut-être le siège de grands désordres. M. Fournier nous dit que, « sur 39 malades soigneusement observés à ce propos, il trouve que les testicules ont été affectés seuls 18 fois, et 11 fois conjointement avec l'épididyme ».

C'est là une statistique clinique et faite sur des glandes vivantes, examinées au travers de leur enveloppe. Mais les causes d'erreurs sont fort nombreuses. Les autopsies de glandes syphilitiques sont rares, et, chose plus grave, elles sont souvent incomplètes; l'état de l'épididyme n'est pas toujours indiqué. Nos recherches personnelles nous ont conduit aux résultats suivants : Sur 14 cas, où la distinction est bien établie entre les deux parties de l'organe, le testicule et l'épididyme sont envahis en bloc 8 fois; 6 fois seulement les altérations se limitaient au testicule. Nous n'avons pas de cas personnel où la syphilis se soit uniquement cantonnée dans l'épididyme.

Ses lésions d'ailleurs ne diffèrent pas de celles du testicule proprement dit. Ce sont les mêmes productions de tissu fibreux à la périphérie, et nous savons que la coque prend une épaisseur plus grande; la périépididymite l'emporte sur la périorchite. Des tractus scléreux parcourent l'organe et limitent souvent des territoires où le canal enroulé paraît sain encore. Mais la néoformation peut être assez abondante pour étouffer le tissu primitif, dont il ne reste plus trace. C'est là que se développent les gommes. Dans un cas nous avons trouvé, au niveau de la tête, une masse infiltrée, jaunâtre, du volume d'une grosse amande; une moitié de ce syphilome pénétrait dans

l'épididyme, tandis que l'autre moitié était juxtaposée à la glande et envahissait la gangue fibreuse
circonvoisine. L'observation de M. Cornil nous
montre les dépôts caséeux, semblables à ceux du
testicule, enchâssés dans toute l'étendue de l'épididyme, et nombreux surtout au niveau de la tête.

II

EXAMEN AU MICROSCOPE

Le microscope va nous révéler la structure intime de ces tissus altérés. Pour des examens aussi
délicats, la compétence nous manque, mais notre
ami M. Malassez, dont la science n'a d'égale qu'une
obligeance infatigable, a bien voulu nous commu-
niquer ses recherches originales. Depuis 1874, il
étudie les pièces que nous lui avons apportées, ou
qui lui sont arrivées d'ailleurs au laboratoire du
Collège de France. C'est le résultat de ses ana-
lyses nombreuses que nous exposerons ici, et nous
ne pouvons que répéter ce que nous disions déjà
à propos de notre tuberculose du testicule : Ce
chapitre lui appartient; il en est seul responsable,
mais seul aussi il doit en recueillir l'honneur.

Le tissu fibreux de production nouvelle et les
masses gommeuses coexistent souvent dans le testicule syphilitique. Aussi avons-nous réuni ces

altérations dans une description commune. Mais s'il n'y a pas lieu de leur attribuer à chacune un chapitre distinct, il ne faut pourtant pas méconnaître les différences qui les séparent. Le processus, pour être souvent simultané, n'en est pas moins dissemblable, et l'étude successive du tissu scléreux d'une part, et des dépôts caséeux d'autre part, va nous montrer les caractères propres à la gomme et aux néoformations fibreuses.

Pour mieux suivre les altérations que subit le parenchyme de la glande dans ses transformations en tissu fibreux, il n'est pas inutile de rappeler brièvement la structure d'un lobe testiculaire. Sur une coupe perpendiculaire à son axe on aperçoit, au microscope, les tubes pressés les uns contre les autres et presque tangents : la substance interstitielle qui les sépare est fort peu abondante ; on y trouve quelques cellules conjonctives et des éléments volumineux d'aspect particulier, considérés par les uns comme des cellules nerveuses et par les autres comme des cellules plasmatiques.

Les canalicules séminifères ont deux tuniques ; l'une externe, plus épaisse, est constituée par des lamelles conjonctives, de forme engainante, qui se juxtaposent en strates concentriques, comme les feuilles dans un bulbe d'oignon ; entre les lamelles, dans les espaces qu'elles limitent, on distingue çà et là quelques cellules plates et la coupe de leur noyau. La tunique interne, ou mem-

brane propre, est si mince, que certains auteurs
vont jusqu'à la nier; mais elle existe réellement.
Elle est de substance homogène, ou du moins très
vaguement fibrillaire; un épithélium polygonal
la tapisse, qui ne remplit qu'incomplètement le
tube et limite une lumière d'un diamètre variable.

Les lésions scléreuses sont variables dans leur
degré, parfois à peine visibles à l'œil nu; cependant le tissu est déjà plus résistant, les tubes
s'étirent mal et se rompent court à la moindre
traction. Le microscope montre alors les tubes séminifères séparés les uns des autres par un tissu
interstitiel plus abondant qu'à l'état normal, et
formé par des fibrilles et des faisceaux conjonctifs
enchevêtrés en un feutrage lâche dans les portions les moins malades; on y trouve des cellules
embryonnaires ou migratrices en général fort abondantes et, çà et là, d'autres éléments de nature
indéterminée, des cellules plasmatiques en voie
de dégénérescence granulo-graisseuse, puis de
grands espaces tapissés d'endothélium et qui
paraissent être des lymphatiques considérablement
dilatés. C'est au milieu, de ce tissu fibreux de
formation nouvelle, et d'ailleurs plus ou moins
abondant suivant les cas, que sont plongés les canalicules spermatiques.

Dans leur ensemble, les conduits séminifères
sont atrophiés, et leur diamètre est moins considérable; les parois cependant sont épaissies, et

c'est aux dépens du canal, dont la lumière est fort rétrécie, que l'hypertrophie s'est faite. Elle porte sur les deux tuniques : les lamelles engainantes de la couche externe se sont multipliées ; les éléments cellulaires y sont plus abondants qu'à l'état normal. Sa membrane propre, à peine visible sur les tubes sains, est maintenant fort épaissie ; elle égale la tunique externe ou la dépasse même lorsque les altérations sont très avancées. Mais gênée en dehors par la tunique externe, la tunique interne n'a de libre expansion qu'en dedans ; aussi se plisse-t-elle comme une étoffe trop ample dans un anneau trop étroit, et forme des festons qui oblitèrent en partie la lumière presque effacée. La diminution de calibre du tube a donc plusieurs causes : l'atrophie générale du canalicule, l'hypertrophie des parois et le plissement de la membrane propre.

Aux premiers degrés des altérations, la lumière n'a pas encore complètement disparu. Le revêtement épithélial a perdu ses caractères normaux. On trouve, à sa place, de grosses cellules à protoplasma granuleux et chargées de gouttelettes graisseuses. On en distingue mal les limites, mais le noyau s'aperçoit encore. Plus tard, lorsque les lésions ont progressé, il n'existe plus de cavité et le tube est comblé par un amas dans lequel on ne peut reconnaître le contour des éléments ; les noyaux eux-mêmes, en pleine dégénérescence, sont presque détruits. Enfin, l'épithélium peut complètement disparaître; les festons de la membrane propre arrivent au contact et se fusionnent; le tissu hypertrophié a perdu sa réfringence; il n'est plus homogène, sa fibrillation s'exagère, des cellules conjonctives se montrent au milieu des faisceaux néoformés que pénètrent les capillaires. Le conduit séminifère devient un véritable cordon fibreux, et tend alors à se confondre avec le tissu interstitiel avoisinant, dont il est parfois difficile de le distinguer.

Parallèlement à ces lésions des tubes séminifères, il s'en développe d'analogues dans les vaisseaux de la glande; les gros et les petits sont également atteints. Le tissu conjonctif s'épaissit sur le pourtour des capillaires et forme une sorte de gaine à striation concentrique; au milieu des fibres on trouve beaucoup de noyaux. Cette menbrane hypertrophiée semble empiéter sur la lumière fort rétrécie.

Les parois des artères et des veines subissent des transformations semblables : la tunique externe s'hypertrophie, mais parfois on constate, en outre, une prolifération très marquée des tissus sous-endothéliaux. Ce processus est souvent très irrégulier et plus intense en certains points qu'en d'autres; aussi la végétation produit-elle de véritables bourgeons qui font saillie en dedans et retrécissent encore d'autant le calibre des vaisseaux.

Ce travail formateur, disons-nous, a généralement pour siège les tissus sous-endothéliaux. Mais
il peut gagner les tuniques musculaires, qu'il dis-
socie au point que, sur certaines coupes de vaisseaux, on voit l'élastique externe située, non plus
en dehors des éléments proliférés, mais comprise
dans ces éléments. Il est même des cas où elle se
trouve plus près de l'endothélium que des vestiges
de la musculeuse. La prolifération a donc été
plus active de ce côté. Il n'est pas rare de constater, en dehors de ces amas de productions nouvelles, les sinuosités d'une membrane élastique ;
mais elle appartient alors à une lame plus périphérique de ce tissu et qui dépend du système de
la couche moyenne.

Les altérations de la tunique moyenne sont
profondes : les lames musculaires en sont dissociées et, çà et là, on trouve à peine quelques restes
des fibres-cellules, séparées par des faisceaux de
formation nouvelle. Ce sont là les lésions d'une
véritable mésartérite et, au lieu des couches su-
perposées et distinctes, il n'y a plus qu'une membrane unique dont la trame, de nature conjonctive,
rappelle un peu celle du tissu muqueux. On constate encore pourtant quelques détritus musculaires et élastiques. Les vasa-vasorum, qui norma-
lement ne franchissent pas l'adventice, pénètrent
dans les tissus proliférés. Encore ces néocapil-
laires n'ont-ils pas tous, comme origine, les arté-

rioles de la tunique externe et, chose curieuse, on
en voit qui naissent sans conteste de la lumière du
vaisseau malade.

On voit, en résumé, que la sclérose du parenchyme testiculaire se traduit par la prolifération
du tissu interstitiel, et par la transformation des
tubes séminifères et des vaisseaux en de véritables
cordons fibreux, dont les limites deviennent peu
à peu indistinctes et finissent par se confondre
avec la trame conjonctive qui les enveloppe. A
cette période ultime, le tissu n'est plus reconnaissable; c'est une masse résistante comme un tendon, et l'on ne pourrait guère, sur des pièces
altérées par des lésions aussi vieilles, deviner les
étapes du processus néoformateur et remonter
jusqu'à ses premières phases, si des examens de
pièces nombreuses n'avaient permis de suivre pas à
pas les désordres que la syphilis provoque dans
l'épaisseur du testicule.

Les *gommes* du testicule se trouvent au milieu
de ce tissu scléreux; elles affectent, nous l'avons
vu, des formes très différentes, et nous aurons à
décrire diverses variétés, depuis les petits nodules
que l'on distingue à peine à l'œil nu, jusqu'aux
masses caséeuses infiltrant la presque totalité de
la glande.

Il est des nodules uniquement formés de petites
cellules rondes, à protoplasma très peu abondant,

à noyau volumineux et rempli de granulations. Cependant, au milieu de ces petites cellules, on en trouve d'autres de plus grandes dimensions et plus riches en protoplasma. Ces diverses cellules doivent être considérées non comme des éléments de prolifération, mais comme des cellules migratrices, car dans les nodules à leur début, lorsque les éléments sont encore peu nombreux, on distingue, dans le tissu interstitiel qui les sépare, les cellules conjonctives inaltérées et qui paraissent être à l'état de repos.

Le groupement de ces cellules constitue une première variété de nodules syphilitiques; ils se rencontrent dans le tissu interstitiel, séparé des tubes séminifères et des gros vaisseaux par des néoformations conjonctives. Dans la tuberculisation, nous savons que les éléments s'agglomèrent au contraire autour des canalicules. Les amas, lorsqu'ils sont très petits, sont de forme arrondie; leurs limites sont parfois très précises, mais souvent aussi elles sont un peu diffuses et les tissus qui les environnent sont riches en cellules embryonnaires. Ils sont abordés par des capillaires qui pénètrent dans leur intérieur. Lorsque les dépôts sont plus volumineux, ils se moulent sur les organes voisins, s'infiltrent entre les tubes et les gros vaisseaux; leurs contours s'altèrent alors et perdent leur surface sphérique.

Les éléments sont parfois très serrés les uns

contre les autres et toute substance interstitielle a complètement disparu. Parfois ils sont plus espacés, et l'on retrouve entre eux des faisceaux de fibrilles conjonctives. Il y a d'ailleurs tous les intermédiaires possibles entre le nodule constitué par des amas de cellules, et une simple infiltration du parenchyme testiculaire par quelques éléments épars. Au demeurant, le syphilome, à son début, ne présente que des cellules peu nombreuses; mais leur agglomération en masse compacte va caractériser les nodules, dont la quantité du reste varie beaucoup suivant les cas; sur certaines glandes on n'en compte que quelques-unes, tandis que sur d'autres ils sont véritablement innombrables.

La seconde variété de nodules diffère de la précédente par un caractère important. Elle n'est plus uniquement composée de petites cellules rondes à protoplasma peu abondant. Les amas sont constitués, en majeure partie, d'éléments volumineux à un ou deux noyaux. Leur forme est en général sphérique ou ovoïde et leur protoplasma fortement granuleux. Sur les préparations traitées par le picrocarminate, les nodules ont une teinte jaune fort dissemblable de la coloration rouge des agglomérations de la première variété. Dans le tissu périphérique on trouve, à côté des cellules conjonctives restées normales, des éléments hyperplasiés ou en voie de prolifération, et l'on peut

noter tous les intermédiaires, soit entre les cellules conjonctives proliférées et les grosses cellules
granuleuses, soit entre les cellules migratrices et
ces mèmes cellules granuleuses.

Ce point n'est pas sans importance, car on peut
supposer alors que les cellules granuleuses proviennent ou des cellules conjonctives, ou des cellules migratrices, ou de ces deux éléments à la fois.
En tout cas, elles ressemblent aux cellules épithélioïdes, que l'on trouve dans les follicules tuberculeux. Parfois même le nodule rappelle la structure
de la granulation tuberculeuse, et l'on voit des
cellules épithélioïdes groupées autour d'éléments
dont les dimensions ne diffèrent qu'à peine de celles
des cellules géantes. Les parties centrales d'ailleurs
sont souvent dégénérées, les contours des cellules
sont moins distincts, les noyaux ne se colorent
plus et les amas granuleux montrent, çà et là, des
gouttelettes réfringentes, probablement de nature
graisseuse.

Il n'y a point de différences fondamentales entre
les deux variétés que nous venons de décrire, car
les petites cellules à protoplasma granuleux signalées dans la première forme de nodules ne sont
qu'un degré de développement moins avancé.
Par transition graduelle et par accroissement suc-
cessif ils deviendront les grosses cellules épithélioïdes trouvées dans la dernière forme, et, de
fait, on voit, dans certaines agglomérations, toutes

les phases intermédiaires. Cependant il est juste de dire que, sur les pièces examinées et qui, pour la plupart, présentent des altérations aux mêmes phases de leur évolution pathologique, la première variété du nodule est de beaucoup la plus fréquente. Il est possible que des testicules syphilitiques, étudiés aux autres périodes de leur développement, nous montreraient la seconde variété comme beaucoup moins rare.

Les nodules, au lieu de rester isolés, comme l'analyse précédente pourrait le faire croire, se conglomèrent souvent et forment des dépôts caséeux, dont les dimensions très variables s'élèvent du volume d'un pois à celui d'une grosse noisette et même plus. Le testicule est parfois envahi tout entier par des masses jaunâtres à contours arrondis. Quelle que soit leur grosseur, nous les réunissons dans une description commune, car l'examen au microscope démontre que les lésions sont toujours identiques.

On voit, sur les préparations colorées au picro-carminate ou à la purpurine, que, dans les parties caséifiées se juxtaposent, de la périphérie au centre, plusieurs zones d'aspect différent. On constate d'abord que le parenchyme testiculaire est plus transparent : c'est la *zone fibreuse;* on trouve ensuite un liséré coloré, la *bordure rouge,* limitée en dedans par une ligne moins foncée et un peu translucide, la *bordure claire;* enfin on aborde la *partie caséifiée* proprement dite. C'est dans cet ordre que nous allons étudier la structure des masses caséeuses.

La *zone fibreuse* appartient en propre au parenchyme testiculaire dont la sclérose, en ce point, atteint ses dernières limites. Les tubes séminifères, devenus de véritables cordons fibreux, se distinguent à peine des tissus qui les environnent; parfois même il n'en reste plus de vestige. Généralement les faisceaux de production nouvelle sont disposés en lames parallèles à la surface des amas caséeux. Cependant, lorsque sur ces derniers se découpent de profondes échancrures, les faisceaux sont obliques ou perpendiculaires, ce qu'explique le mode de formation de la gomme, due à la fusion de plusieurs nodules : la rencontre de ces sphères découpe des indentations où pénètrent les zones fibreuses périphériques de chacun des amas secondaires. Cette couche d'ailleurs est d'épaisseur variable; elle mesure, suivant les cas, de quelques millimètres à un centimètre et même plus. Les altérations de la sclérose y sont plus ou moins avancées, probablement selon le degré d'ancienneté de la syphilis testiculaire.

La *bordure rouge*, concentrique à la zone fibreuse est, comme elle, formée de faisceaux fibreux à strates parallèlement disposées. Mais au lieu de ne posséder que des cellules conjonctives plates et quelques rares éléments lymphatiques, elle offre,

en outre, des cellules conjonctives proliférées et
de véritables îlots de cellules embryonnaires ou
migratrices. Aussi les lames fibreuses, dissociées
par ces amas de cellules, semblent moins épaisses
que celles de la précédente couche. Les capillaires
qui la parcourent sont en général remplis de globules blancs. Ajoutons que si cette bordure rouge
se dessine très nettement sur certains points des
masses caséifiées, elle manque tout à fait dans
d'autres, ou du moins ne se révèle que par une
ligne interrompue et à peine marquée.

La *bordure claire*, celle qui limite les masses
mortifiées, a de même une charpente fibreuse,
dont les faisceaux semblent peut-être plus étroits
encore, séparés qu'ils sont par des traînées de cellules granuleuses dont le noyau se colore mal par
les réactifs. De ces cellules il en est qui présentent de grands prolongements anastomosés avec
les cellules voisines. Entre ces éléments et les
cellules conjonctives plates, on trouve tous les intermédiaires.

D'ailleurs, on rencontre, dans les mêmes points,
des cellules rondes sans anastomoses et des cellules lymphatiques, les unes et les autres granuleuses et à noyaux mal teintés par le carmin. Les
grosses cellules granuleuses ressemblent aux
cellules épithélioïdes, déjà décrites à propos de
la deuxième forme de nodules. Elles proviennent
soit des cellules lymphatiques hypertrophiées,

soit des cellules conjonctives. De même que la bordure rouge, cette bordure claire, très distincte en certaines parties, est très réduite en d'autres.

Les *masses centrales* ou mortifiées, examinées à un faible grossissement, montrent, lorsqu'elles ont un certain volume, une disposition lobulaire ; les lobes constitués par la matière caséeuse proprement dite sont séparés par des travées claires. Sous un objectif un peu plus fort, on distingue des amas granuleux, des détritus d'éléments, des corps réfringents d'aspect particulier, puis des traînées transparentes, dont les unes se continuent avec les grandes travées signalées plus haut, par des figures claires de forme arrondie ou ovoïde et dont il faudra déterminer la signification.

Dans les amas granuleux on ne distingue plus les contours cellulaires ; on ne trouve que des granulations plus ou moins fines, mais évidemment d'origine différente, puisqu'elles se comportent d'une manière différente en présence des réactifs ; les unes se colorent en noir par l'acide osmique et sont de nature graisseuse ; d'autres, presque aussi réfringentes, ne subissent pas l'influence de l'acide osmique, mais sont teintées par la purpurine, tandis que le carmin n'a pas d'action sur elles. Les gros corps réfringents, disséminés çà et là sous forme de masses à limites arrondies, sont constitués par cette même substance d'origine indéterminée.

Ces corps, que l'on rencontre dans d'autres ca-
séifications, paraissent beaucoup plus fréquents
dans la dégénérescence syphilitique; ils sont tout
à fait exceptionnels dans la tuberculose. A côté
d'eux il faut noter des granulations protéiques et
que l'acide acétique fait disparaître en partie. En
certains points des masses mortifiées, à la périphérie par exemple, et non loin de la bordure claire,
les dépôts granuleux sont disposés en petits amas
sphériques· ou ovoïdes; ils représentent, en effet,
les restes de cellules dégénérées; ce qui le prouve,
c'est qu'à leur centre on distingue parfois des
noyaux que teintent encore certains réactifs. D'ailleurs, au niveau de la bordure claire, on assiste à
leur destruction progressive.

Parmi ces éléments dégénérés, les uns sont
aussi volumineux que les cellules granuleuses de
la bordure claire; les autres ont seulement les
dimensions de globules lymphoïdes. A la périphérie
des dépôts caséeux on trouve des vestiges de
grandes cellules, tandis que vers le centre les
petites cellules dominent. Mais, au demeurant,
ce sont toujours des détritus de cellules qui forment la plus grande partie des masses mortifiées;
au centre, cellules rondes embryonnaires ou lymphoïdes; à la périphérie, cellules conjonctives proliférées ou éléments migrateurs hypertrophiés.

La dégénérescence subie par ces cellules est
complexe, puisqu'à côté de granulations grais-

seuses, on trouve des granulations réfringentes de nature indéterminée et des granulations protéiques. On pourrait admettre à la rigueur qu'un peu de substance interstitielle prend également part à la constitution des masses caséeuses, mais sa proportion serait très faible, si on en juge par la façon dont les cellules dégénérées sont pressées les uns contre les autres.

Les parties claires sont manifestement des travées fibreuses dont les éléments cellulaires ont dégénéré, mais dont les fibrilles conjonctives ont résisté. A la périphérie des masses caséeuses elles se continuent avec les faisceaux de la bordure claire. De ces travées principales partent des travées secondaires qui, nous l'avons déjà dit, subdivisent la masse caséeuse en lobules; des travées plus minces encore sont disposées en cercle ou en ellipse.

Les unes, très petites, ont l'aspect d'un canal fibreux coupé obliquement ou transversalement, et dont le centre est souvent occupé par une masse granuleuse de teinte brunâtre; d'autres forment des figures arborescentes de même dimension que les canaux précédents; leur axe est aussi granuleux. Ce sont des vaisseaux qui ont subi un certain degré de transformation fibreuse, et semblables à ceux que nous avons décrits dans le parenchyme. Sur quelques-uns de ces vaisseaux, la néoformation est très prononcée, moins marquée cependant que dans le tissu sclérosé.

D'autres figures circulaires, beaucoup plus volumineuses et dont le contenu est parfois brunâtre, semblent être de plus gros vaisseaux dégénérés. A côté on rencontre des organes assez écartés les uns des autres et dont le tissu présente une disposition concentrique. Ce sont des tubes séminifères scléreux, mais moins altérés cependant que les canalicules de la zone périphérique. On ne saurait douter de la nature de ces faisceaux fibreux. En tous cas, pour les vaisseaux, il n'y a point de discussion possible, car ils se continuent visiblement avec les vaisseaux des travées claires.

Grâce à cette minutieuse analyse, il devient possible de se figurer ce qu'était la structure du tissu avant sa caséification. L'existence de grosses travées transparentes, la disposition lobulaire de la masse caséeuse, et les contours arrondis qu'elle présente, prouvent d'abord que les dépôts gommeux résultaient de la fusion de plus petits amas. La constitution des foyers granuleux, par l'agglomération d'un grand nombre de cellules, démontre ensuite qu'avant sa dégénérescence, le parenchyme était infiltré de ces éléments; enfin, puisque les vaisseaux et les tubes séminifères qu'on retrouve dans la masse caséeuse ont, à peu de choses près, des altérations fibreuses semblables à celles des zones sclérosées, il nous est permis de conclure que, lorsque le tissu a été frappé de mort, ses lésions rappelaient celles du parenchyme resté vivant.

Avant sa caséification le foyer gommeux était donc constitué par une série de nodules analogues à ceux que nous avons décrits dans le parenchyme, mais avec une différence toutefois ; c'est que les nodules étaient, dans ce point-là, plus gros peut-être, en tout cas plus nombreux et plus serrés, de manière à former, par leur agrégation, un volumineux conglomérat. Deux causes principales se sont ainsi trouvées réunies pour provoquer sa mortification : le dépôt d'une grande quantité d'éléments jeunes, pressés les uns contre les autres, nécessite une plus grande abondance de suc, pour que la nutrition soit régulière ; et, d'autre part, les vaisseaux chargés d'apporter ces sucs ont un calibre moindre et laissent passer peu de sang ; leurs parois épaissies retardent les échanges moléculaires. Donc, besoins plus grands et ressources diminuées, tel est le bilan du tissu gommeux, et c'est ainsi que s'explique la caséification.

Si, avec des conditions semblables, les petits nodules échappent à la mort, ou, si du moins la dégénérescence se limite à la partie externe, c'est que s'ils reçoivent bien moins de nourriture de leurs vaisseaux altérés, les canaux avoisinants

peuvent y suppléer; les amas sont petits, isolés,
le parenchyme qui les entoure est resté perméable,
le sang afflue de toute part et pénètre par imbibi-
tion jusque dans l'épaisseur de ces foyers trahis
par leurs propres vaisseaux.

Il nous faut expliquer maintenant pourquoi,
dans la zone périphérique des masses caséeuses,
les altérations fibreuses des vaisseaux et des tubes
séminifères sont plus intenses que dans le parenchyme et dans les foyers gommeux. Dirons-nous
qu'en ce point le virus syphilitique a été plus actif? Cette hypothèse nous semble précaire. L'existence de néoformations semblables autour de dépôts non syphilitiques, les corps étrangers par
exemple, ne nous permet-elle pas d'inférer que
l'exagération du processus est provoquée, non par
la syphilis, mais par l'irritation que causent les
amas dégénérés? Il s'agirait, en un mot, d'une
membrane d'enkystement.

La charpente fibreuse de la bordure rouge et de
la bordure claire présente la plus grande analogie
avec celle de la zone périphérique; on peut en conclure que toutes ces parties appartiennent à la
même néoformation, et que la légère différence
de structure doit être recherchée dans quelques
circonstances particulières. La bordure rouge,
dont les vaisseaux sont dissociés par des traînées
de jeunes cellules, n'est-elle pas une portion de la
membrane d'enkystement en voie d'activité forma-

tive? En effet, dans les pièces où la membrane est la plus épaisse, et où les lésions paraissent les plus anciennes, les lames fibreuses les plus voisines de la bordure rouge sont constituées par du tissu nouveau, dans lequel il n'y a pas trace de parenchyme.

Quant à la bordure claire, on peut la comparer à la membrane qui entoure les corps étrangers résorbables et placés, dans des expériences récentes, soit dans le péritoine, soit dans le tissu cellulaire sous-cutané. Une couche spéciale les enveloppe bientôt, qui a pu être considérée comme une couche de résorption. On suppose que ses éléments constituants, les cellules conjonctives jeunes, seraient chargés de digérer les parties en régression ; les masses caséeuses finiraient par disparaître, mangées progressivement de leur périphérie à leur centre. Cette hypothèse nous rendrait compte de la disparition de certains dépôts mortifiés. MM. Cornil et Ranvier ont imaginé une théorie analogue, pour expliquer la formation des cicatrices dans les gommes du foie.

Il est des cas, cependant, où le phénomène n'est pas aussi simple : parmi ces cellules on en voit qui deviennent très granuleuses et dont le noyau ne se colore plus qu'à peine par les réactifs ; elles sont en dégénérescence manifeste. En outre, on constate tous les degrés intermédiaires entre la structure de la bordure claire et celle de la masse caséeuse ; ce passage insensible de l'une à l'autre semble prouver que, parfois au moins, cette bordure claire est elle-même envahie par la régression : le dépôt gommeux, au lieu de se résorber, paraît au contraire se développer et s'accroître. Ces particularités ont été remarquées sur des pièces où les vaisseaux de la zone fibreuse étaient très malades ; leur calibre fort réduit ne permettait guère l'afflux du sang, et c'est peut-être à l'exagération des troubles circulatoires qu'est due la marche progressive de la dégénérescence caséeuse.

CHAPITRE III

ÉTIOLOGIE

I

CAUSES ESSENTIELLES

L'orchite scléro-gommeuse est une manifestation de la syphilis. La preuve, depuis Benjamin
Bell, en a été donnée trop souvent pour revenir
sur une discussion à cette heure épuisée. En dehors de M. Després, il n'y a plus personne à con-
vaincre, et tous les cliniciens admettent l'existence
des lésions du testicule provoquées par la vérole.

Mais le sarcocèle n'est point un accident nécessaire; la plupart des syphilis évoluent sans retentir sur la glande spermatique. Il est assez difficile
d'établir une proportion quelconque, et de donner
des chiffres approximatifs sur la fréquence de
cette orchite. Elle est souvent ignorée, grâce à
son évolution sournoise; tous les médecins n'exa-
minent pas systématiquement les testicules de
leurs malades. Voilà pourquoi sans doute un chef

de service de l'hôpital Saint-Louis n'a pas, nous disait-il, observé cette affection depuis plusieurs années.

Dans une bonne thèse de 1876, M. Balme publie un relevé de la clientèle civile du professeur Fournier. Sur un total de 2,300 observations, il y a 70 cas de sarcocèle, soit environ 1 sur 30. Chez 37 syphilitiques examinés pendant la première moitié de l'année, dans le service de M. Vidal, nous ne trouvons qu'une orchite sclérogommeuse, proportion à peu près semblable à celle de la précédente statistique. Enfin, M. Leprévost, interne de M. Horteloup, nous a signalé 5 lésions du testicule chez 192 vérolés examinés à l'hôpital du Midi, soit 1 sur 38. Tous ces chiffres semblent concorder, mais, pour conclure, il faudrait un nombre de faits beaucoup plus considérable.

Malgré cette rareté relative, le sarcocèle n'en reste pas moins une des manifestations viscérales les plus fréquentes. Le testicule paraît être, avec le foie, l'organe le plus souvent atteint. On s'explique cette prédilection : la vérole sévit surtout dans la période de la vie où l'activité sexuelle est le plus grande et, d'ordinaire chez les individus qui abusent des plaisirs vénériens ; la glande spermatique est surmenée, sa résistance à l'infection est moindre, et c'est ainsi que la syphilis s'y cantonne de préférence.

L'orchite scléro-gommeuse, si l'on devait en croire la fameuse loi de Ricord, serait par excellence un accident tertiaire. La syphilis, dit-on, marche de la superficie vers la profondeur; elle atteint d'abord la peau et les muqueuses, et ce sont les manifestations secondaires; puis, plus tard, elle envahit les os et les viscères; la syphilis tertiaire est en puissance. L'observation exacte a montré depuis longtemps ce que cette règle a d'arbitraire. Certaines lésions parenchymateuses peuvent être très précoces et coïncider avec les premières lésions secondaires.

L'envahissement du testicule en pleine période secondaire n'est pas rare et si, d'après M. Fournier, c'est de la deuxième à la quatrième année de la vérole que le sarcocèle atteint son maximum de fréquence, que de fois on l'a vu coïncider avec les manifestations rapides de la syphilis constitutionnelle! Dans un cas de Vidal de Cassis, il survient au cinquantième jour. Nélaton signale un début d'orchite interstitielle au bout de trois mois et demi; nous avons observé un cas semblable. Curling et Hamilton, Ricord lui-même, en ont rencontré plusieurs; aussi, malgré le démenti que cette constatation donne à sa loi, ce dernier a-t-il dû écrire : « Le sarcocèle appartient aux accidents tertiaires par la nature des tissus qu'il affecte, et aux secondaires par l'époque de son apparition. »

Et nous parlons ici de la forme banale. On décrit, depuis 1863, une affection épididymaire étudiée surtout par le Dr Dron. M. Dron et M. Balme l'appellent « épididymite syphilitique ». M. Fournier la nomme « épididyme secondaire », pour bien marquer la précocité de son développement. Cette qualification ne nous semble pas heureuse, car la statistique de M. Balme nous montre que l'épididymite n'est « secondaire » que dans la moitié des cas tout au plus. Il n'en reste pas moins établi que cette forme serait en général plus précoce que le sarcocèle.

On ne saurait dire de prime abord si l'orchite syphilitique est « l'expression d'une vérole forte », car il y a deux éléments dans le problème. Évidemment, une syphilis maligne a grand'chance de provoquer un sarcocèle, parmi ses multiples manifestations. Ainsi, tandis que nous trouvons 1 fois la glande spermatique atteinte, sur environ 35 cas de syphilis quelconque, la proportion serait autrement forte, d'après l'Atlas iconographique de Ricord, où sont consignées des observations de syphilis fort grave : on aurait une lésion du testicule tous les cinq ou six cas!

Mais le virus peut être moins actif et le terrain mieux préparé, le tissu se défend mal et l'altération se développe. Or comme le testicule est un organe fréquemment taré par les inflammations propagées, rien d'étonnant [que la vérole l'atteigne! Et de fait il arrive parfois qu'une infection assez bénigne pour n'avoir laissé aucun souvenir dans la mémoire, aucun vestige sur le corps, détermine l'apparition d'un sarcocèle. C'est peut-être même à la fréquence de ces cas que nous devons l'introduction dans la nosologie de l'orchite chronique, cette affection maintenant introuvable.

D'après la lecture des observations, il nous semble établi cependant que, toutes choses égales d'ailleurs, le sarcocèle a d'autant plus de chance d'apparaître que la syphilis est plus maligne. De l'activité du virus peuvent aussi dépendre la multiplicité et le volume des dépôts gommeux. L'expérimentation nous montre en effet qu'une irritation faible détermine, dans les tissus, une réaction inflammatoire peu intense : les cellules se segmentent et l'on observe en même temps une migration des éléments lymphatiques.

Ce stade est de courte durée : l'inflammation s'apaise et les amas cellulaires s'organisent en un tissu qui prend le type du tissu conjonctif fibreux. C'est ainsi que des corps étrangers inertes, un grain de plomb, un fil métallique, s'entourent d'une membrane d'enkystement. Avec une irritation plus grande l'inflammation s'accroîtra ; les éléments embryonnaires seront plus abondants, et le tissu nouveau rappellera les bourgeons charnus. Enfin, avec une irritation plus intense encore, les cellules migratrices et les cellules proliférées

ne s'organisent pas ; elles restent à l'état de leu-
cocyte, c'est du pus qui se forme.

De même, lorsque le virus syphilitique est peu
actif, les éléments proliférés ou migrateurs, dont
il provoque l'apparition, s'organisent en néoformation fibreuse et on a les productions de l'orchite
interstitielle. Mais pour peu que son énergie augmente, les cellules embryonnaires s'accumuleront
et, comme les vaisseaux altérés eux-mêmes ne
peuvent fournir aux exigences de la nutrition, il
y a dégénérescence et mortification de ces amas
cellulaires ; la gomme est constituée. Il nous faut
invoquer du reste un autre facteur : le terrain. Et
le même virus qui, dans un testicule ou dans une
portion de testicule, ne déterminera qu'un léger
degré de sclérose, produira, dans une autre glande
plus prédisposée, un ou plusieurs dépôts caséeux.

L'orchite n'est pas uniquement provoquée par
la syphilis acquise ; elle est aussi le fruit de la
syphilis héréditaire. Curling, North en 1862, Bryant
en 1863, Hennig, Taylor, Lewin, Obédénare, Hé-
noch, en ont cité des cas ; enfin M. Hutinel a fort
bien étudié cette question, dans un intéressant
mémoire inspiré par le professeur Parrot. Ce sarcocèle infantile serait même très fréquent. Si l'on
tient compte des altérations peu étendues, mais
que le microscope révèle, il se rencontrerait
« dans plus du tiers des cas » chez les jeunes
syphilitiques.

Donc, grâce aux orchites héréditaires, on peut dire que le sarcocèle est de tous les âges. Fréquent chez les tout jeunes syphilitiques, il deviendrait exceptionnel au bout des premières années; car à ce moment on est mort ou guéri de la vérole congénitale. Puis on le voit réapparaître à l'époque de la syphilis acquise. Il sévit avec le plus d'intensité pendant la période de la plus grande activité sexuelle, et décroît successivement, bien qu'on le rencontre encore chez le vieillard.

II

CAUSES OCCASIONNELLES

La dégénérescence scléro-gommeuse est donc un produit direct de la syphilis. Mais au-dessous de cette cause primordiale n'est-il pas quelques circonstances, d'importance secondaire, qui hâteront l'apparition du sarcocèle? Elles seront l'occasion sans laquelle peut-être la tumeur ne se fût point développée. Les travaux de M. Verneuil et de son élève L.-H. Petit nous ont appris que les syphilomes choisissent souvent de préférence les organes affectés d'une tare. La glande spermatique est-elle parfois un lieu de moindre résistance?

Nous avons déjà répondu lorsque nous avons

essayé d'expliquer pourquoi le testicule est un des viscères le plus souvent atteint par la syphilis. Il est fatigué par les excès; les tissus se défendent mal et la vérole trouve un terrain préparé. Tous les auteurs, de Ricord à M. Fournier, reconnaissent la valeur de cette cause occasionnelle. « Sur plusieurs malades, nous dit ce dernier, le développement du sarcocèle avait succédé manifestement à un véritable surmenage, à des prouesses érotiques immodérées. »

On trouve de rares observations où une violence extérieure a servi de prétexte à l'évolution du sarcocèle. Nous savons que les tissus réagissent selon la diathèse de l'individu. Dans un organisme sain le coup provoquera une inflammation franche; des néoformations tuberculeuses chez un tuberculeux; chez un cancéreux une tumeur maligne, et quelque production scléro-gommeuse chez un syphilitique. La clinique de Langenbeck nous fournit deux cas où l'influence de la violence extérieure sur l'apparition du sarcocèle est des plus nettes.

Les inflammations antérieures, les orchites blennorrhagiques par exemple, sont une prédisposition indéniable. « Ce sont, nous dit Ricord, les causes les plus puissantes de mise en scène du sarcocèle syphilitique. » Et pour lui, cette influence est telle, qu'elle peut intervertir l'ordre de succession des accidents. « Il y a une sorte de changement dans l'allure et la marche de la ma-

ladie qui, au lieu de commencer par le testicule
lui-même, envahit d'abord l'épididyme... Nous
sommes convaincus que ce n'est guère que dans
les cas où des circonstances particulières ont agi
sur ces organes que la tumeur se développe. »

Les chutes, les contusions, les inflammations
antérieures sont donc, pour Ricord, des causes
occasionnelles de grande importance; il y ajoute
« la continence trop prolongée, cause qui se rencontre assez rarement ». « Quelquefois la diathèse
tuberculeuse, cancéreuse et scrofuleuse peut venir en aide à la diathèse syphilitique. » Certes,
nous sommes loin de nier les affections hybrides,
et sur ce point il est même temps que l'esprit se
tienne en éveil. Seulement, pour les admettre définitivement, il faut, non des affirmations hardies,
mais des observations rigoureuses qui malheureusement nous manquent encore, et Ricord n'en
apporte point à l'appui de son dire.

Malgré l'influence réelle qu'exercent la plupart
de ces circonstances, les violences extérieures et
les inflammations par exemple, le développement
spontané de l'orchite scléro-gommeuse n'en reste
pas moins la règle. Il y a longtemps que Dupuytren l'a démontré et, pour lui, une tumeur du testicule qui survient sans raison chez un syphilitique
doit être tenue pour un sarcocèle. Hélot va plus
loin : il aurait quelque tendance à nier la valeur
des causes occasionnelles invoquées par Ricord,

« car il n'a rien observé qui puisse justifier ces données ».

La prédisposition créée par une inflammation antérieure ne lui paraît même pas absolument prouvée. « On voit certainement des malades qui ont eu des blennorrhagies bien avant l'apparition du sarcocèle... Mais souvent le testicule qui a été affecté par la gonnorrhée n'est pas celui qu'envahit la syphilis, et il n'est pas rare de voir l'orchite syphilitique exister à droite, quand l'orchite blennorrhagique s'est montrée à gauche, comme aussi de rencontrer une affection syphilitique des deux testicules en l'absence de toute blennorrhagie antérieure. » Malgré les réserves de Hélot, nous tenons pour certaines les affirmations de Ricord.

L'action de ces causes occasionnelles, nous la retrouvons encore pour les gommes suppurées du testicule et les fongus qui leur succèdent. Nous voyons, dans une première observation de West, que onze mois après un chancre, un individu a les bourses violemment heurtées par une balle en caoutchouc; la glande gonfle et adhère aux téguments, la tumeur reste longtemps stationnaire; puis, au bout de deux ans et demi, elle s'échauffe, la peau s'ulcère, une gomme s'évacue, puis un fongus apparaît. Dans un second fait, sept ans après le début de sa syphilis, un certain Langton Parcker jouait avec un homme qui lui pinça les testicules; la douleur fut si vive, qu'elle provoqua une syncope. Une orchite survint qui s'abcéda au bout de trois mois. Ici encore il y eut fongus.

Nous pourrions multiplier les exemples. Dans une observation de Lawrence, les bourses avaient été contuses par le pommeau d'une selle; les deux testicules s'enflamment et suppurent et deux fongus apparaissent successivement. Le malade de M. Marc Sée avait, lui aussi, subi une violence extérieure; il y eut orchite double et double fongus. Mais, dans tous ces faits, le traumatisme n'a qu'une influence indirecte sur la tumeur granuleuse : il détermine la formation de la gomme, et peut-être son ramollissement; la hernie des bourgeons charnus exubérants est toute spontanée.

Voici un autre ordre de fait, beaucoup plus rare d'ailleurs, et où le fongus est directement la conséquence des causes que nous allons signaler. M. Dieulafoy, de Toulouse, nous raconte l'histoire d'un malade atteint d'un sarcocèle traité par un médecin de rencontre qui applique un emplâtre caustique : « Les enveloppes du scrotum furent détruites, et le testicule, sortant par l'ouverture, formait une tumeur granuleuse. » Ne s'agit-il pas, comme mécanisme, d'un granulome analogue à ceux que provoque, sur le testicule sain, le gangrène des bourses?

Il y a des faits moins exceptionnels. Serres, de Montpellier, a recueilli, dans le service de Lallemand, une observation que Moutier nous rapporte :

« 150 sangsues furent successivement appliquées
sur un testicule syphilitique : les enveloppes dis-
tendues ne s'en enflammèrent pas moins ; elles
s'ulcérèrent en deux endroits, et permirent aux
parties sous-jacentes de végéter et de venir former à l'extérieur des excroissances volumineuses. » Après l'évacuation d'une hydrocèle, c'est
parfois le trajet du trocart qui se sphacèle et livre
passage au fongus.

Le plus souvent néanmoins, l'apparition du granulome est spontanée, et on ne peut lui trouver
aucune cause occasionnelle. La hernie du testicule,
elle, se produira toutes les fois que la destruction
des enveloppes scrotales sera étendue ; aussi le
volume de la tumeur gommeuse, la distension correspondante des bourses, la généralisation des
adhérences joueront-ils un rôle important. La perte
de substance est alors considérable et la glande,
non soutenue, s'échappera au dehors.

Mais il est plus difficile d'expliquer pourquoi et
comment se produit le fongus profond. Toutes les
fois qu'une perte de substance assez large se fait sur
les enveloppes scrotales , la hernie du testicule a
lieu. Mais il n'en est pas de même de l'albuginée,
et son ulcération ne provoque pas toujours l'apparition des bourgeons charnus exubérants. La
gomme s'évacue et, au lieu d'une tumeur, on peut
avoir une fistule permanente comme les auteurs
en citent quelques cas. D'où vient cette différence,

et quelle condition particulière devons-nous invoquer?

Souvent le traitement nous explique l'absence
de fongus. Grâce à l'iodure, les dépôts gommeux
se résorbent, la tumeur revient sur elle-même, les
bourgeons charnus s'organisent, la caverne se
comble et les tissus se cicatrisent. Mais lorsque
le médecin n'est pas intervenu et que la gomme
évolue à sa guise, pourquoi une fistule se produi-
rait-elle dans certains cas et non un granulome?
Nous ne connaissons pas de réponse satisfaisante.
Peut-être faut-il admettre que l'albuginée, peu
distendue, ne réagit pas sur les tissus, pour les
expulser au dehors; des masses caséeuses nouvelles ne se déposent pas dans la glande; aussi les
bourgeons ne sont-ils pas soumis à une pression
continue, et ne s'engagent-ils point par l'orifice
ulcéreux pour s'épanouir sur les bourses.

CHAPITRE IV

SYMPTOMATOLOGIE

La syphilis du testicule a des traits assez nettement accusés pour qu'on puisse souvent, même
sans le secours des commémoratifs, affirmer la
nature de la lésion. Cependant elle ne se présente
pas toujours sous la même forme ; sa marche n'est
pas toujours semblable et nous aurons plusieurs
variétés à décrire.

La substance scléro-gommeuse peut, dans ses
évolutions successives, suivre deux marches distinctes : ou bien elle infiltre la glande et la tuméfie, puis, après être restée stationnaire un temps
indéterminé, elle se rétracte en provoquant l'a-
trophie de l'organe ; ou bien, si un traitement efficace n'a pas rendu au testicule son intégrité première, elle se mortifie, se ramollit, se transforme
en masses caséeuses qui s'abcèdent et s'évacuent
au dehors par des orifices que l'inflammation ouvre à travers les enveloppes scrotales.

Le testicule syphilitique évolue donc naturellement vers la sclérose, ou vers la suppuration. Ce sont là nos deux formes cliniques. La première répond au tableau que l'on trace habituellement sous le nom d'orchite interstitielle ou de sarcocèle syphilitique. Nous l'acceptons dans ses lignes principales; mais nous relèverons çà et là quelques points qui nous paraissent inexacts ou incomplets. Puis nous insisterons sur l'épididymite de Dron, le sarcocèle infantile de la syphilis héréditaire, et sur une variété peu connue, une orchite à début brusque dont l'invasion pourrait faire croire à quelque inflammation d'origine uréthrale.

La suppuration de la gomme constitue notre seconde forme. Jusqu'ici elle n'a guère été l'objet de recherches décisives. Afin d'en démontrer l'existence, douteuse encore pour quelques-uns, nous avons recueilli le plus grand nombre possible d'observations, où il nous a été facile de puiser les éléments de notre description. A cette variété nous rattacherons certains cas de fongus bénin dont la parenté avec la syphilis est bien établie depuis les travaux de Rollet [1].

1. *Du Sarcocèle fongueux syphilitique. Recherches sur la syphilis.* Paris, 1858, 1861 et 1869.

I

FORME SCLÉRO-GOMMEUSE NON SUPPURÉE

C'est la forme banale. Elle répond à l'ancienne
orchite interstitielle, au sarcocèle scléreux, au
testicule syphilitique proprement dit. Notre dé-
nomination, un peu longue sans doute, a le mérite
d'être plus complète et plus précise. Elle découle
à la fois de l'anatomie pathologique et de la clinique; elle nous renseigne sur la nature des altérations en même temps que sur le caractère symptomatique essentiel, celui qui imprime à la marche
de l'affection les différences les plus tranchées, et
qui la sépare de la forme scléro-gommeuse suppurée ou plus brièvement de la gomme suppurée.

Le « type moyen » de l'orchite scléro-gommeuse non suppurée nous offre des symptômes
fort bien décrits depuis Ricord et dont le groupement, lorsqu'il existe, laisse peu de place à l'erreur. Les bourses sont plus volumineuses, surtout
lorsque les deux glandes sont envahies; les téguments souples et normaux glissent sur les couches
profondes; parfois ils semblent amincis, mais
alors une hydrocèle les distend. Dans son ensemble la glande est plus grosse, souvent du
volume d'un œuf, qu'elle peut même dépasser;

cependant les diamètres de l'organe conservent d'habitude leurs proportions normales.

La forme néanmoins change un peu : le testicule est aplati d'un côté à l'autre, et nous ne saurions mieux le comparer qu'à un « galet » assez épais placé de champ dans la vaginale. Comme le galet d'ailleurs, sa consistance est extrême. Il est d'une dureté cartilagineuse et le doigt peut à peine déprimer sa surface. Celle-ci est rarement lisse. On la trouve semée, surtout quand les altérations sont anciennes, de saillies hémisphériques, comme la moitié d'un grain de plomb ou d'un pois sec appliquée contre l'albuginée, que doublent aussi çà et là et que « blindent » des lames fibreuses de production nouvelle. Il n'y a aucune douleur. On « manie » l'organe, naguère d'une extrême sensibilité, sans réveiller la moindre souffrance, et des pressions même énergiques sont parfaitement tolérées.

Il est rare de pouvoir délimiter nettement les deux parties constituantes de la glande. Elles semblent confondues en une masse unique. Il faut suivre le canal déférent comme un fil conducteur pour arriver sur l'épididyme et le reconnaître malgré ses altérations : la coque fibreuse qui l'enveloppe forme, en arrière, une saillie fort dure. Mais s'il n'est pas envahi par les produits syphilitiques, il s'étale comme un mince ruban sur la glande, et la palpation ne saurait révéler sa présence. Le canal déférent est presque toujours intact; cependant il est des cas où l'infiltration a augmenté son volume. La prostate et les vésicules séminales n'ont jamais, sauf peut-être dans une observation de M. Reliquet, subi de dégénérescence en relation bien démontrée avec celle de la glande génitale.

Voilà, dans son ensemble, l'aspect de l'orchite scléro-gommeuse non suppurée. Nous allons maintenant revenir sur les signes que nous avons énumérés, les analyser, déterminer leur fréquence et leur mode de groupement. Enfin nous étudierons leur marche et leur terminaison habituelles.

Les enveloppes scrotales sont souples d'ordinaire et d'épaisseur normale. Mais pour peu que la glande soit volumineuse ou qu'une hydrocèle remplisse la vaginale, la peau est amincie et des veines se dessinent sur sa transparence. Dans d'autres cas, au contraire, on constate une sorte d'œdème, les tuniques sont comme infiltrées, peu mobiles sur les parties sous-jacentes et rappellent, par leurs rides et leur aspect chagriné, les bourses rétractées par le froid. Nous en avons observé plusieurs cas et, récemment encore, un malade de M. Ledentu présentait, sur un gros sarcocèle syphilitique, des téguments épaissis et rigides.

Quelques auteurs ont fait de l'hydrocèle un symptôme habituel de l'orchite scléro-gommeuse.

Ils la signalent d'une manière particulière et lui
accordent même une grande valeur au point de
vue du diagnostic. Ainsi M. Gosselin [1] considère
l'épanchement comme un des meilleurs signes
pour déterminer l'origine syphilitique d'une tumeur testiculaire. M. Boursier[2], dans son excellent travail, semble souscrire à cette opinion.
On s'exposerait à des méprises si l'on comptait
trop sur ce caractère. Le liquide manque souvent,
et, si nous en croyons nos relevés statistiques, il
ferait défaut dans près de la moitié des cas.

Une distinction nous paraît nécessaire. Nous
ne prétendons pas que près de la moitié des orchites scléro-gommeuses évoluent sans épanchement. Des malades nous ont dit avoir eu de l'hydrocèle, et au moment de notre examen nous ne
pouvions plus la constater. Leurs renseignements
pourtant étaient précis : tantôt une ponction avait
été pratiquée et la sérosité ne s'était pas repro-
duite ; tantôt le médecin avait affirmé l'existence
du liquide, sans intervenir. Il est des cas plus nets
encore où l'hydrocèle s'est produite et a disparu
sous les yeux du même observateur. Aussi nous admettrons que la majorité des orchites syphilitiques
sont accompagnées, à une époque quelconque,
d'un épanchement séreux ; mais il peut disparaître

1. Gosselin, *France médicale*, mars 1875.
2. Boursier, *Étude sur les hydrocèles symptomatiques des tumeurs du testicule*, Thèse de doctorat. Paris, 1880.

et, une fois sur deux, l'explorateur ne le retrouve
pas à l'époque où il examine les bourses.

La quantité de liquide contenu dans la séreuse
est variable. Parfois les deux feuillets de la vaginale, soudés dans une grande étendue, ne laissent
qu'un petit espace où se forme une sorte de kyste.
D'autres fois, libre de toute adhérence, la cavité
est distendue par une hydrocèle volumineuse qui
s'oppose à l'examen de la glande. Hélot cite des
cas où l'épanchement était considérable. Dans
une de ses observations, le scrotum était de la
grosseur d'une tête d'enfant.

M. Fournier[1], dans ses Leçons magistrales sur le
sarcocèle syphilitique, nous dit : « L'hydrocèle
symptomatique du sarcocèle est toujours minime
ou moyenne tout au plus ; jamais elle ne devient
très volumineuse ; jamais elle n'acquiert les proportions qu'on lui voit atteindre en d'autres cas,
notamment dans ceux d'hydrocèle simple. » Il ne
faut pas prendre cette affirmation à la lettre, et
si le plus souvent le volume de la bourse ne dépasse pas celui d'un « petit citron », on ne compte
plus les observations où ses dimensions étaient
autrement exagérées. Nous pourrions en citer au
moins quatre faits qui nous sont personnels, et
nous nous sommes assuré que les recueils en
contiennent un assez grand nombre.

1. Fournier, *loco citato.*

De son côté la glande présente les mêmes variations. D'ordinaire, elle est plus grosse, parfois doublée ou triplée de volume ; elle dépasse rarement ces limites. Du reste, on doit tenir compte des stades de la syphilis testiculaire. Si, dans une première période, la tumeur augmente, elle peut, dans une seconde, rester stationnaire, puis, après un temps indéterminé, décroître et s'atrophier. On trouve alors au fond des bourses un corps arrondi, dur, analogue parfois, comme forme et comme consistance, à un noyau de prune. Les dépôts gommeux ont été résorbés et le tissu fibreux nouveau s'est rétracté.

Certes on a noté bien des déformations. Le testicule peut être irrégulier, soulevé par une ou plusieurs tubérosités. Notre troisième observation nous montre « un gonflement limité qui soulève la peau ; cette saillie pointe et vient adhérer aux téguments, mais sa base s'applique, par une large implantation, sur le testicule avec lequel elle se confond ». On pourrait citer d'autres faits de ce genre. Ils n'en sont pas moins exceptionnels. La glande, en général, conserve une forme à peu près normale. Elle semble tout au plus avoir étendu ses diamètres primitifs, et, comme dit M. Fournier, c'est le « testicule amplifié ». Cependant il n'est pas rare de la trouver aplatie d'un côté à l'autre, et nous croyons avoir rendu assez exactement cette disposition par notre comparaison avec un galet, de champ dans la cavité vaginale.

La consistance du testicule est ligneuse. Le doigt ne peut en déprimer la surface. Si parfois une légère élasticité persiste, le plus souvent la glande rappelle par sa dureté le plus dense fibrome. L'organe n'est pas toujours envahi dans sa totalité. Lorsqu'une partie de la substance conserve sa structure primitive, on trouve, à côté des parties molles, des noyaux d'une extrême dureté, ce sont des gommes enfouies au milieu du parenchyme. Parfois il n'y en a qu'une seule, et dans un cas, observé par nous à la Pitié, on sentait, au niveau du corps d'Highmore, une masse arrondie, du volume d'une cerise et coiffée en haut et en bas par les segments inaltérés de la glande. Nous avons recueilli un fait analogue, dans le service de M. Trélat, et la souplesse des deux pôles contrastait singulièrement avec le disque induré du centre.

La surface de l'albuginée peut être régulière et lisse, et l'on ne doit pas s'attendre à rencontrer toujours les saillies hémisphériques et les aspérités pisiformes qui épaississent cette enveloppe. Dans plusieurs de nos observations où le diagnostic était évident, le doigt glissait sans être arrêté par la moindre production fibreuse. D'ailleurs l'examen anatomique de quelques pièces a prouvé que les lésions de la syphilis peuvent envahir le parenchyme glandulaire sans retentir sur la membrane

7

externe. Il n'y aurait pas d'altération appréciable de l'albuginée et, par conséquent, le nom d'« albuginite » donné par Ricord [1], ne doit pas être employé, puisqu'il s'appuie sur un signe qui manque dans beaucoup de cas.

Il n'en faut pas moins reconnaître que, lorsqu'elle existe, cette altération constitue un signe très précieux. Il ne s'agit plus de ces grosses bosselures, de ces segments de sphère que l'on rencontre parfois, sans doute quand la membrane d'enveloppe est soulevée par des noyaux gommeux qui bombent à sa surface. Ce sont de petites saillies, dures comme une moitié de pois sec ou un gros grain de plomb enchâssé dans l'albuginée. Confluentes ou rares, mais semées au hasard, on les trouve en nombre variable sur tous les points du testicule, peut-être cependant en plus grande abondance sur les côtés de la glande, près de l'insertion de l'épididyme.

Les productions fibreuses se présentent encore sous une autre forme. Elles peuvent s'étaler en plaques dures qui augmentent en certains points l'épaisseur de l'albuginée. Ces lames chondroïdes mesurent deux ou trois millimètres de hauteur et recouvrent souvent une étendue de plus d'un centimètre carré. Elles constituent un véritable blindage qui contribue pour sa part à la consistance de la glande.

1. Ricord, *loco citato*.

Les néoformations conjonctives, en se portant
de l'épididyme sur le testicule, comblent le sillon
normal qui limite les deux portions de la glande.
Celles-ci semblent confondues en une masse unique. La plupart de nos observations nous montrent
que la distinction ne saurait être établie par la
palpation à travers les enveloppes scrotales.

Ricord, sur la foi de quelques examens nécropsiques, admettait que l'épididyme échappe aux
altérations syphilitiques et s'amincit, comme
un ruban, sur le testicule hypertrophié[1]. Depuis
on a reconnu la fréquence des altérations épididymaires et, d'après M. Fournier, elles existe-
raient dans près d'un tiers des cas; ce serait dans
plus de la moitié, si nous en croyons nos relevés
personnels. On sent, en arrière de la glande,
une sorte de crête de consistance ligneuse et
souvent bosselée. L'infiltration ne forme guère,
comme dans certains cas de tuberculose, un crois-
sant qui enchâsse le testicule dans sa concavité.
Ce sont plutôt des noyaux durs déposés dans la
tête ou dans la queue de l'organe, exceptionnellement dans sa partie moyenne, mais enveloppés et
solidarisés, pour ainsi dire, par la coque périglan-
dulaire.

L'épididyme, ainsi confondu avec le testicule,
nous est révélé par le point d'émergence du canal

____

1. Ricord, *Journal de chirurgie de Malgaigne.* 1843.

déférent, dont la consistance particulière se reconnaît au milieu des éléments du cordon. Dans l'immense majorité des cas, ce canal est souple et de calibre normal. La syphilis ne l'a point envahi. Cependant, depuis le mémoire de Hélot[1], les auteurs ont signalé plusieurs cas de déférentite. Le canal est alors dur, rigide, cassant pour ainsi dire; on croirait une baguette de verre entourée du plexus veineux. Nous avons observé deux cas où cette sensation était très nette. Chez un malade du service de M. Vidal, à Saint-Louis, il existait deux petits noyaux indurés qui donnaient à l'extrémité inférieure du canal déférent un aspect moniliforme.

Dans un des cas de M. Lancereaux[2], le cordon formait une baguette dure du volume du pouce, renflée en plusieurs endroits. L'une des tumeurs, située près de l'arcade de Fallope, avait le volume d'un gros marron. Mais on ne saurait dire ici aux dépens de quel tissu s'est développée la gomme. Peut-être est-ce surtout dans la substance conjonctive qui unit les éléments du cordon. Il n'en est pas de même dans un fait que nous avons recueilli dans le service de M. Labbé en 1875. Le canal déférent était manifestement atteint. Il était lisse, régulièrement arrondi et d'un volume

1. Hélot, *Mémoire sur le testicule syphilitique.* (*Journal de chirurgie de Malgaigne.* Paris, 1846.)
2. Lancereaux, *Traité de la syphilis.* 1866.

double de celui du côté opposé. Son épaississement était facile à constater jusque dans le trajet
inguinal.

Ces explorations, très douloureuses sur une
glande enflammée, difficiles même sur le testicule sain, à cause de l'exquise sensibilité de l'organe, se pratiquent hardiment lorsque la glande
a dégénéré. Des pressions énergiques ne réveillent
aucune souffrance. Il est des points où la douleur
persiste ; la dureté y est moindre, en même temps,
et l'on reconnaît la consistance particulière de la
substance spermatique inaltérée. C'est un segment de la glande qui a échappé à la néoplasie.
Chez deux malades, que nous observons encore,
la dégénérescence n'a guère envahi que le corps
d'Highmore ; on peut le comprimer impunément ;
mais ce noyau est recouvert en haut et en bas par
une calotte de tubes séminifères, souples et normaux sans doute, car un pincement léger y provoque de la douleur. On peut établir, en règle
générale, que la sensibilité de la glande est en
raison inverse de sa dureté. Nous nous expliquons
ainsi l'indolence de ces petits testicules atrophiés,
perdus dans les bourses et que Ricord appelait des
« haricocèles ».

Ajoutons que les altérations sont souvent bilatérales. Une glande est prise, l'autre ne tarde pas
à être envahie, et c'est la dernière infiltrée qui
parfois devient la plus malade. Dans une de nos

observations, entre autres, le testicule droit commence à grossir en avril 1880. Trois mois après le gauche est atteint. Mais, tandis que le premier reste stationnaire et conserve tous les caractères de la syphilis banale, le second s'enflamme, perce les enveloppes scrotales et donne naissance à une gomme suppurée.

. Cette bilatéralité, du moins à la période ordinaire où les malades se présentent à notre examen, nous paraît être la règle : sur 44 observations, relevées par nous, la dégénérescence existait 25 fois des deux côtés et 19 fois d'un seul. D'ailleurs, pour ces derniers faits, les désordres souvent étaient de date récente et rien ne démontrait que l'autre testicule demeurerait sain. Il n'en est pas moins vrai que, pendant de longues années, on a suivi des malades dont une seule bourse a été atteinte.

Le sarcocèle a pour conséquence des troubles dans la fonction. Néanmoins les désirs vénériens peuvent persister longtemps sans des modifications bien appréciables et les érections semblent aussi fréquentes. Plus tard, avec les progrès de la dégénérescence scléreuse, l'activité sexuelle diminue peu à peu; la sécrétion du sperme paraît s'arrêter et, si les deux testicules sont envahis dans leur totalité, l'infécondité d'abord, ensuite l'impuissance en sont le résultat fatal. Certainement, lorsque les lésions sont superficielles et se bornent à quelques rugosités de l'albuginée ou à

un simple épaississement des travées fibreuses,
les animalcules peuvent encore se former. Mais,
lorsque la substance séminifère est étouffée de
toute part, la syphilis provoque ce que M. Fournier appelle, à juste titre, une « castration sous-
albuginée ». C'est peut-être un fibrome, ce n'est
pas un testicule que le malade a dans sa vaginale.

Tous les auteurs s'accordent pour reconnaître
à la syphilis du testicule un début insidieux sur
lequel insiste M. Fournier [1]. Les désordres se font
à froid et souvent c'est par hasard, peut-être à la
suite d'un coup, que la tumeur du testicule est
découverte par le malade. Elle lui est parfois ré-
vélée par le médecin qui la constate dans un examen général. Cette indolence particulière, cet
envahissement sournois, faisaient dire à Ricord
que « le chef de service devait plus surveiller les
testicules de ses malades que ses malades ne les
surveillaient eux-mêmes ».

Il n'est cependant pas absolument rare de rencontrer des sarcocèles douloureux. À la vérité,
c'est par son poids le plus souvent que gêne le testicule. Le malade accuse surtout un tiraillement
désagréable au niveau du trajet inguinal et dans
les lombes, une sensation de pesanteur que l'usage
du suspensoir fait parfois disparaître. Nous avons

1. FOURNIER, *loco citato*.

observé des cas où la souffrance était plus forte ; la marche, les mouvements même réveillaient des élancements qui de la glande gagnaient le cordon et s'irradiaient dans l'aine et la racine de la cuisse.

Dans deux faits de M. Lejeal[1] ces douleurs sont expressément notées. M. Lancereaux nous parle d'un malade dont le testicule fut, pendant une année environ, le siège d'élancements. Hélot et Nélaton signalent des faits de ce genre. Aussi tout en tenant un grand compte de l'indolence habituelle du sarcocèle syphilitique, nous ne devons pas ignorer qu'il existe des exceptions nombreuses.

C'est ici que nous signalerons une variété aperçue par Ricord, mais qui n'a pas encore été, que nous sachions, l'objet d'une description spéciale. La syphilis peut prendre une allure aiguë, et c'est par une véritable orchite qu'elle débute. Ricord[2] a vu un malade âgé de vingt-cinq ans qui, trois ans après un chancre, est pris tout à coup de douleur au testicule droit avec irradiations vers la région lombaire correspondante et vives exacerbations pendant la nuit. La glande tuméfiée triple de volume en moins de quinze jours ; elle est lourde, partout d'une égale densité ; sa surface est lisse ; la pression occasionne

1. Lejeal, *Du Sarcocèle syphilitique*. Thèse de Paris, 1855.
2. Ricord, *Atlas iconographique*.

une grande souffrance. Des frictions mercurielles
sur les bourses et des pilules de protoiodure suffirent pour amener, en moins d'un mois, la guérison complète.

M. Letenneur, de Nantes, nous cite[1] un marin
dont la syphilis débuta dans le testicule avec tous
les caractères d'une orchite aiguë. Or le malade
n'avait pas reçu de coup; il n'avait pas de blennorrhagie. D'ailleurs la castration fut faite et
l'examen pratiqué par M. Ranvier ne laissa aucun doute sur la nature de la tumeur. Dans un
autre cas, un homme de trente-quatre ans contracte un chancre; au bout de deux mois les accidents secondaires éclatent. On institue le traitement syphilitique, mais d'une façon irrégulière.
Le cinquième mois des douleurs surviennent dans
le testicule, qui en deux ou trois jours double de
volume et bientôt présente tous les signes du sarcocèle scléreux.

Nous trouvons deux faits analogues dans les
cliniques de M. Duplay[2]. Ici encore douleur vive
dans la glande et gonflement rapide sans qu'on
puisse incriminer une autre cause que la syphilis.
Du reste la marche ultérieure de l'affection n'est
pas modifiée par ce début inflammatoire. Nous
citerons, comme exemple, l'une de ces observations où un homme de trente-deux ans est pris,

1. LETENNEUR ET RANVIER, *Bulletin de la Soc. anat.* Juin 1862.
2. DUPLAY, *France médicale,* 1876, page 172.

sans cause appréciable, de tuméfaction du testicule gauche. En même temps qu'elle grossit, la
glande devient douloureuse. Les souffrances sont
vives; elles s'irradient vers la cuisse et le pli de
l'aine et leur intensité est telle, que le malade doit
quitter le travail. Le scrotum est épaissi et rouge,
comme dans l'orchite blennorrhagique. Tout contribue à donner au processus une allure franchement inflammatoire. C'est bien une orchi-épididymite aiguë d'origine syphilitique. Le malade
avait eu un chancre infectant soigné à l'hôpital
du Midi. Sous l'influence du traitement mixte, on
vit, dès le troisième jour, la douleur disparaître et
la tumeur diminuer jusqu'à parfaite guérison.

Dans son cas de syphilome prostatique avec
infiltration des testicules, M. Reliquet nous dit :
« Il y eut devant moi une véritable orchite du côté
gauche, avec épanchement de sérosité dans la
vaginale que je dus évacuer pour diminuer les
douleurs, orchite qui laissa après elle une augmentation dans le volume de l'épididyme et du
cordon. » Le malade fut suivi quatre mois par
M. Reliquet. Pour lui, le diagnostic n'était pas
douteux. Une éruption très caractérisée survint
au cours de l'affection, et le traitement antisyphilitique ordinaire amena la guérison.

Nous ne pouvons donc que souscrire à ces quelques mots écrits par Ricord[1] au courant d'une

1. RICORD, *Atlas iconographique.*

observation que nous reproduisons dans ce travail : « Ordinairement insidieux dans ses débuts,
lent dans sa marche, indolent dans sa nature,
employant des mois et même des années à parcourir ses phases, le sarcocèle syphilitique n'attaque que partiellement un seul ou les deux testicules, mais il peut aussi affecter la glande dans
sa totalité par une sorte de fluxion aiguë, d'où
l'on peut admettre deux variétés de sarcocèle
syphilitique, l'une aiguë et l'autre chronique. La
première forme est le plus souvent accompagnée
de douleurs directes ou sympathiques faciles à
confondre avec celles que détermine l'orchite inflammatoire simple, si on ne tenait compte des
conditions dans lesquelles la maladie est née. »

Cette rapide notion semble indiquer que Ricord
avait vu plusieurs fois l'orchite syphilitique aiguë.
Cependant nous n'en trouvons pas trace dans ses
autres publications. L'histoire de cette variété est
donc encore à faire. Les éléments n'en sont pas si
rares, puisque nous avons pu réunir sept observations. De plus, dans nos interrogatoires cliniques,
nous avons retrouvé plusieurs fois ce brusque
début. Des malades nous ont assuré que leur
testicule avait grossi tout à coup et au milieu de
vives souffrances ; au moment de notre examen
il ne présentait plus que la forme classique et banale du sarcocèle scléro-gommeux.

Récemment encore, nous avons, dans le service

de M. Verneuil, vu un syphilitique dont la glande offrait, au niveau du rete testis droit, un noyau scléreux très net. Sa forme et sa consistance étaient caractéristiques. L'épididyme était absolument intact. Quelques mois auparavant le testicule avait grossi subitement ; la peau était rouge, tuméfiée, et de la glande, les élancements douloureux s'irradiaient vers le cordon et les aines. Lorsque cette fluxion aiguë disparut, il restait, comme reliquat de la crise, cette induration du rete dont la nature syphilitique ne pouvait sembler douteuse.

Une fois d'ailleurs nous avons vu l'orchite naître et évoluer sous nos yeux ; un jeune homme de dix-sept ans, vigoureux, intact de toute blennorrhagie et de toute affection uréthrale, prend un chancre et bientôt se déroule la série des accidents secondaires. Au cours du troisième mois, une douleur survient dans le testicule droit, qui se tuméfie et double de volume. La moindre pression réveille une vive souffrance ; les téguments sont rouges et l'on cherche la cause de cette inflammation aiguë ; à tout hasard on prescrit le mercure. La douleur disparaît, le gonflement diminue et il ne reste comme vestige de l'affection qu'un noyau consistant dans l'épaisseur du corps d'Highmore.

A son tour la glande gauche est envahie ; mais cette fois le gonflement atteint l'épididyme, dont la tête est le siège d'une petite tumeur semblable à un haricot, la pression en est douloureuse. Le proto-iodure et les frictions mercurielles sont administrés de nouveau et le syphilome du globus major se résout. Le malade quitte l'hôpital, ne conservant de cette double agression qu'une induration du rete testis droit, celle que nous avons déjà signalée et qui résiste à tout traitement.

Un mois après, nouvelle orchite franchement aiguë; le testicule droit gonfle et un léger épanchement se fait dans la vaginale; le scrotum est rouge; des douleurs irradient le long du cordon jusque dans la région lombaire. Grâce au traitement spécifique les accidents s'amendent, les souffrances diminuent, le gonflement disparaît, et lorsque notre garçon quitte le service, la glande est souple, sauf au niveau du corps d'Highmore, où persiste un noyau induré.

Aussi pensons-nous, sans toutefois vouloir en exagérer la fréquence, que si l'infiltration sclérogommeuse se dépose à froid le plus souvent, la syphilis peut procéder par envahissements rapides et débuter par un appareil aigu. Nous avons [1] décrit, pour la tuberculose génitale, une orchite d'allure franche d'abord et dont le processus s'éteint peu à peu pour donner naissance à la forme ordinaire. Nous croyons qu'il en est de même dans l'affection qui nous occupe. Elle a deux

---

1. RECLUS, *Du tubercule du testicule et de l'orchite tuberculeuse.* Thèse de doctorat. Paris, 1876, page 86.

modes d'apparition, et les faits que nous avons
recueillis prouvent que la constatation de symptômes aigus ne doit pas suffire pour écarter l'idée
d'un sarcocèle. Cette variété nouvelle doit être
connue si l'on ne veut pas être exposé à l'erreur.

Quel que soit d'ailleurs le mode de début, qu'il
soit aigu ou essentiellement chronique, la marche
ultérieure de l'affection est la même. Le testicule
revêtira bientôt les caractères que nous avons
tracés. Le tableau clinique ne variera guère. Si
le traitement n'intervient pas, les lésions restent
stationnaires ou s'accroissent, souvent alors par
poussées successives. On entend des malades ra-
conter qu'une bourse, après avoir grossi une première fois, augmente de volume quelques mois,
un an, plusieurs années après. Parfois rien n'explique cette agression nouvelle ; mais souvent
elle coïncide avec un réveil diathésique que rendent évident d'autres manifestations sur un point
quelconque du corps.

Depuis les recherches de M. Dron on admet,
contrairement à ce qui avait cours jusqu'alors,
que la syphilis peut atteindre l'épididyme seul, à
l'exclusion du testitule. Certains auteurs sont
allés plus loin; ils ont fait de cette altération une
affection spéciale, nommée, par eux, *épididyme
secondaire*.

Nous nous sommes déjà expliqué sur ce point :

nous concéderons volontiers que ces indurations
isolées sont d'ordinaire plus précoces que celles
des testicules, mais nous avons observé trop souvent la coexistence des altérations des deux portions de la glande au début des accidents constitu-
tionnels, puis l'orchite secondaire n'est pas assez
rare, et l'épididymite tertiaire est trop fréquente
pour nous permettre de donner une valeur pareille
au cantonnement éventuel de la syphilis dans
l'épididyme. Lorsqu'il se rencontrera nous en ferons, non une forme distincte, mais tout au plus
une variété.

L'épididymite isolée est rare : Balme ne l'a trou-
vée que 13 fois sur 2,300 observations de syphilitiques. Les lésions se présentent sous forme de
noyaux agglomérés de la grosseur d'un pois, d'une
olive ou même d'une petite noix. La consistance
de la tumeur est dure ; élastique d'abord, elle devient presque cartilagineuse lorsque l'affection est
ancienne, et la nodosité rappelle alors « un haricot introduit dans un épididyme sain ». Elle est
souvent indolente, mais parfois aussi la pression
éveille quelque souffrance et peut même, au début,
être le siège de douleurs spontanées.

Les indurations se rencontrent surtout à la tête
de l'épididyme ; 6 fois sur 19, il est vrai, l'organe
était envahi tout entier, mais l'engorgement du
globus major était toujours plus marqué ; la queue
n'est prise qu'exceptionnellement. Dans la moitié

des cas, selon M. Balme, la tumeur est bilatérale ; le canal déférent ne serait jamais atteint ; il n'y a point de liquide dans la tunique vaginale.

L'épididymite « ne se montre qu'avec les formes graves ou tardives des accidents secondaires ». Elle a parfois un début brusque et l'on pourrait croire à une inflammation d'origine uréthrale ; mais le plus souvent elle semble « se déposer à froid », puis reste stationnaire de longs mois ou même des années si le traitement n'intervient pas ; l'iodure de potassium et le mercure en ont facilement raison. La fonction est peu troublée, les érections persistent et même, dans un cas de Dron où les lésions étaient bilatérales, on a trouvé des animalcules dans le sperme.

L'orchite infantile, si bien étudiée par M. Hutinel, ne mérite pas une description particulière ; son origine héréditaire et l'âge du patient ne lui impriment pas un caractère spécial. La tumeur, presque toujours bilatérale, atteint rarement le volume d'un œuf de pigeon ; l'épididyme est ordinairement intact, et deux fois seulement M. Hutinel a trouvé du liquide dans la vaginale. « Au lieu de la consistance molle et flasque qu'il a dans le jeune âge, le testicule peut avoir une résistance égale ou supérieure à celle de l'œil, et rouler comme une bille sous les doigts qui explorent le scrotum. » La pression n'y réveille aucune douleur.

Les altérations peuvent être congénitales, mais le plus souvent c'est de deux à quinze mois qu'on les voit apparaître. Elles sont d'une grande importance pour le diagnostic de la syphilis. En effet, l'hypertrophie des testicules est exceptionnelle chez les enfants; aussi lorsque « un jeune sujet cachectique porte, autour de la bouche ou de l'anus, des fissures suspectes, sur les fesses ou sur les membres une éruption douteuse, s'il a des glandes spermatiques dures comme des billes, volumineuses et indolores, il n'est pas téméraire d'affirmer qu'il est syphilitique ».

« Que va devenir cet enfant atteint d'orchite interstitielle s'il échappe par hasard à tous les dangers qui l'entourent? Il est probable qu'il ne sera jamais qu'un être stérile et impuissant. L'atrophie testiculaire, en effet, doit être la conséquence de la sclérose... Il est possible que certaines atrophies dites congénitales, que certains arrêts de développement de la glande, n'aient pas d'autres causes que la syphilis héréditaire. »

Lorsque l'évolution de l'orchite scléro-gommeuse n'est pas entravée par la thérapeutique, on assiste à une des trois terminaisons suivantes : atrophie, — ramollissement, — fistule ou fongus.

L'atrophie du testicule est lente. Les dépôts gommeux se résorbent; les éléments nouveaux s'organisent en tissu cicatriciel qui étouffe les vaisseaux et les tubes séminifères. L'albuginée épaissie, attirée concentriquement par les travées scléreuses qui, du rete, divergent pour s'insérer sur la membrane d'enveloppe, se déprime et prend un aspect chagriné. La substance nouvelle se condense et, à la place de l'ancien parenchyme, on ne trouve plus que quelques noyaux de la grosseur d'un pois et d'une dureté cartilagineuse.

Curling[1] nous raconte « avoir trouvé à l'autopsie d'un homme qui, quelques années auparavant, avait souffert d'une maladie chronique des testicules, les deux organes très indurés. Sur tous les deux la substance tubuleuse était très amoindrie et remplacée par un tissu fibreux dense. A la partie supérieure du testicule droit il y avait un dépôt jaunâtre presque aussi compact que du cartilage ». On peut voir encore des lésions plus avancées, des testicules plus petits qu'une noisette. Mais on n'assiste guère aux étapes successives que parcourent ces altérations, car le traitement antisyphilitique, vigoureusement appliqué, arrête d'ordinaire le processus dans son évolution destructive.

Quant au ramollissement et à la suppuration des dépôts gommeux et à la production d'une fistule ou d'un fongus, leur importance clinique est telle, que, tout en les considérant comme un mode

1. Curling, *Traité pratique des maladies du testicule.* (*Orchite chronique.*) Traduit par Gosselin. 1857.

de terminaison de l'orchite scléro-gommeuse, nous allons les étudier dans deux paragraphes spéciaux.

II

GOMME SUPPURÉE

Sur la glande déjà malade, on voit apparaître des signes nouveaux qui modifient singulièrement le tableau clinique. Tout à coup les bourses, jusqu'alors indolores, deviennent le siège de souffrances le plus souvent limitées, mais qui peuvent s'irradier vers le trajet inguinal, les lombes ou la racine du membre inférieur. En même temps le testicule grossit par poussées successives; sa forme s'altère, et du bord antérieur de l'organe se détache une saillie du volume d'une noisette, qui pointe dans la vaginale et adhère aux enveloppes qu'elle soulève.

Pendant quelques jours, quelques semaines peut-être, ce sont là les seuls phénomènes. Puis le scrotum, œdémateux depuis la fusion des enveloppes et leur union au testicule, s'indure et rougit en un point limité, au niveau de l'adhérence. La peau, de couleur vineuse, semble recouvrir une collection purulente; mais lorsqu'on palpe la nouvelle tumeur, loin de trouver de la fluctuation, les doigts sont arrêtés par des tissus de consistance cartila-

gineuse, lisses ou parsemés à leur base de ces
petites saillies verruqueuses caractéristiques de
la syphilis glandulaire. La pression y réveille
des douleurs sourdes, moins vives que les douleurs spontanées dont nous avons signalé la fréquence.

Si le médecin n'est pas consulté ou s'il n'applique pas un traitement rigoureux, la tumeur,
au bout d'un temps variable, se ramollit à son
sommet. La peau, soulevée par une collection
liquide, s'ulcère et, par cette perte de substance,
s'échappe une matière puriforme, sorte de sérosité filante, mêlée à des grumeaux blanchâtres.
L'écoulement se tarit bientôt et l'aspect de la
gomme nous semble alors caractéristique :

Sur la partie antérieure du scrotum souvent
épaissi et rigide, il s'est creusé une ulcération
dont le diamètre variable dépasse rarement 3 ou
4 centimètres. Les bords violacés, décollés et
taillés à pic circonscrivent une cavité déchiquetée
en général et anfractueuse, de 1 à 3 centimètres
de profondeur. Les parois presque sèches, à peine
humectées d'un liquide filant, surplombent cette
sorte de cratère, au fond duquel se montre une
matière d'un jaune blanchâtre qui rappelle ·le
bourbillon de l'anthrax, mais plus résistante et
se détachant par fragments. Avec une pince on
peut en saisir quelques lambeaux, et on reconnaît
la structure de la gomme, un tissu formé par

l'enchevêtrement de travées fibreuses un peu
transparentes et des amas de granulations jaunâtres. Quelquefois l'expulsion est active et la
substance bourbillonneuse vient s'exprimer, par
une hernie de la grosseur d'un pois ou d'un haricot, entre les lèvres de l'ulcère.

Cet état peut demeurer stationnaire. La gomme
s'expulse lentement et derrière elle, peut-être, se
déposent de nouveaux amas qui seront expulsés
à leur tour. Toujours est-il qu'on ne connaît
guère la cicatrisation spontanée. L'ulcère augmente, s'étend et livre parfois passage au fongus
que nous étudierons bientôt. Le scrotum s'épaissit encore et prend même, dans certains cas, un
aspect éléphantiasique, comme nous en citons
trois exemples.

Il n'y a point de tendance à la réparation. Si les
bourgeons charnus exubèrent, ils ne s'organisent
point pour combler la perte de substance. Mais
lorsque le traitement antisyphilitique est prescrit,
la substance gommeuse disparaît rapidement; la
plaie se déterge, des granulations tapissent les
parois et comblent le fond de l'ulcère qui vient
affleurer les téguments. La perte de substance a
disparu, et l'on ne trouve plus qu'un cordon fibreux
qui relie le testicule aux enveloppes scrotales. Ce
cordon peut se résorber, et seule la cicatrice déprimée du scrotum témoigne des lésions qu'a provoquées le ramollissement de la gomme.

Telle est l'évolution la plus ordinaire de la gomme suppurée du testicule. Revenons maintenant sur les symptômes que nous avons groupés dans ce tableau clinique, pour étudier, nos observations à la main, leur fréquence, leur valeur relative et les variations qu'ils peuvent présenter.

La douleur le plus souvent est vive. Son acuité contraste avec l'indolence de l'orchite interstitielle. Sur nos 9 observations de gomme suppurée, 7 fois le malade accuse de la souffrance qui peut être tellement intense, que le médecin est consulté pour elle seule. Elle est alors contusive ou lancinante, continue, parfois avec exacerbations nocturnes. Tantôt elle reste limitée à la glande spermatique, tantôt elle s'irradie vers la racine de la cuisse et les lombes en suivant le trajet du cordon. Dans d'autres cas, elle est faible et très supportable, et ne prend une certaine intensité que dans les quelques jours qui précèdent l'ulcération de la peau et l'évacuation de la gomme.

Ce n'est pas, en effet, la présence de la gomme dans le parenchyme glandulaire qui provoque cette douleur. Le néoplasme, en envahissant le testicule, se dépose à froid. La souffrance est nulle ou presque nulle tant que les phénomènes inflammatoires, qui accompagnent le ramollissement, ne s'éveillent pas. C'est ainsi qu'elle n'est notée ni dans notre première observation ni dans le cas

de M. Nepveu : les gommes n'avaient encore déterminé aucun travail d'élimination. Mais lorsque
la masse caséeuse agit comme. épine, lorsque les
tissus avoisinants s'échauffent, que le scrotum devient rouge et adhérent, la douleur, qui d'ordinaire accompagne les symptômes aigus, éclate
dans la glande spermatique dont les dépôts gommeux étaient indolents jusqu'alors.

Un caractère important se retrouve dans tous
nos faits : c'est un même siège pour l'ulcération.
A ce point de vue nos observations paraissent
calquées les unes sur les autres. Dans toutes, nous
lisons qu'une bosselure irrégulière et de consistance élastique a pointé dans la cavité vaginale,
soulevé les tuniques œdémateuses, rouges et fusionnées par le travail d'inflammation. La tumeur
s'ouvre et la perte de substance est toujours pla-
cée au même lieu, en avant du testicule, à la partie
antérieure du scrotum. Le plus souvent l'ulcération est spontanée; sous la pression de la collection puriforme qui s'accroît, les tissus enflammés
se sphacèlent. Dans certains cas, quelque altération fortuite des enveloppes testiculaires est mise
à profit, une piqûre de sangsue ou la ponction
d'une hydrocèle, par exemple. Quoi qu'il en soit,
c'est en avant que la gomme s'évacue.

L'ulcère est d'une surface généralement peu
étendue, si ce n'est lorsque deux ou trois ouvertures se joignent pour n'en former qu'une

seule. Il gagne souvent en profondeur et, dans ce sens, peut mesurer jusqu'à 3 centimètres et davantage. Les tuniques d'enveloppe, hypertrophiées sous l'influence d'une inflammation chronique, augmentent d'autant la cavité. Le syphilome peut être superficiel, se développer à fleur d'albuginée ou dans l'épaisseur même de cette membrane. Dans d'autres cas, c'est en pleine substance séminifère, tout près du corps d'Highmore, que le néoplasme prend naissance : aussi son évacuation provoque-t-elle alors le creusement d'une véritable caverne.

L'expulsion de la substance gommeuse ne se fait pas toujours de la même façon. Parfois elle s'échappe de l'ouverture du scrotum en petits grumeaux délayés dans une assez grande quantité de sérosité filante, et au fond du cratère on aperçoit une masse jaunâtre que l'on retire avec une pince, ou qui s'exfolie, lentement entraînée par l'exsudation des liquides. Parfois, au contraire, lorsque la gomme est volumineuse ou que plusieurs gommes voisines communiquent et s'ouvrent les unes dans les autres, des masses abondantes viennent faire saillie à la surface de l'ulcère. Chaque jour une poussée nouvelle rejette au dehors un petit peloton semblable à de la filasse mouillée, et formée par l'enchevêtrement de fibres grêles et friables. On pourrait croire au premier abord qu'il s'agit de tubes séminifères.

Il n'en existe pas un seul : ce sont les traînées conjonctives de la trame gommeuse. Tandis que les amas cellulaires se sont ramollis et dissous, les fibres ont résisté et donnent au résidu cet aspect caractéristique.

L'évolution de la gomme se fait souvent par soubresaut. Rarement le néoplasme provoque une inflammation de voisinage, se ramollit, ulcère les enveloppes et s'évacue sans coup férir. Une distinction cependant est nécessaire. Nous avons jusqu'ici confondu dans une même description les gommes développées en plein testicule et celles qui ont l'albuginée ou l'épididyme pour siège. Il est probable que les premières ne s'ouvrent qu'après une longue période de douleurs aiguës et d'alternatives de gonflement. Plusieurs de nos observations se rapportent évidemment à cette forme.

N'en fut-il pas ainsi, par exemple, pour notre pilote d'Ithaque? A vingt-deux ans il prend un chancre et, pendant treize ans, voit se dérouler les principales manifestations de la syphilis. Les testicules sont envahis à leur tour, et quinze mois s'écoulent entre la première atteinte de la glande et l'évacuation finale de la gomme. Durant ce laps de temps on note de nombreuses alternatives dans l'évolution du syphilome, des poussées aiguës, de la tuméfaction et des accès douloureux.

Il est vrai que certaines gommes s'enkysteront dans le testicule ou se résorberont même sans qu'aucun symptôme vienne en révéler la présence. Ces cas doivent être les plus fréquents, car les syphilomes trouvés dans les hasards d'une autopsie l'emportent par leur nombre sur les observations cliniques. Aussi, pendant longtemps, l'anatomie pathologique des gommes du testicule a-t-elle été plus avancée que sa symptomatologie, à l'encontre de ce qui se passe pour les autres affections et pour les autres organes.

D'autres gommes dormaient depuis longtemps, qui s'échauffent tout à coup sous un prétexte quelconque : Le testicule devient douloureux et grossit. Cet orage peut s'apaiser. Ne voyons-nous pas dans quelques-uns de nos faits que, à plusieurs reprises, il y a eu gonflement de la glande, souffrances vives, adhérences même et rougeur et que, avec quelques grammes d'iodure de potassium et quelques frictions mercurielles, tout s'est calmé jusqu'à nouvel ordre? Notre troisième observation ne nous montre-t-elle pas une ulcération imminente? La tumeur est adhérente au scrotum enflammé. Le traitement suffit pour faire rétrocéder les accidents.

En voici un autre exemple: En 1876 entre, dans le service de M. Verneuil, un homme de trente-six ans, pour une tumeur du testicule droit. Elle a le volume d'un œuf de poule et forme une masse unique, bosselée, résistante ; on ne peut guère distinguer l'épididyme du testicule. Vers le seg-

ment inférieur de la glande existe une adhérence ;
les tissus y sont tuméfiés et rouges, et l'on croit
à l'imminence d'un abcès d'origine tuberculeuse.
Mais le malade avait la syphilis : on administre
l'iodure de potassium à hautes doses, et le gonflement disparaît. Que de gommes suppurées en
expectative ont dû être ainsi conjurées par un
traitement précoce ! C'est certainement à lui qu'il
faut rapporter l'excessive rareté des suppurations
du testicule syphilitique.

En dehors de cet épisode aigu, est-il quelque
symptôme qui nous révèle plus particulièrement
la gomme au milieu des tissus glandulaires ou
dans l'épaisseur de l'albuginée? Il en existe peu :
nous avons la forme banale du testicule syphilitique. Cependant l'existence de bosselures plus
volumineuses sur un testicule plus gros devront
toujours faire soupçonner quelque foyer gommeux.

Après l'expulsion de la gomme, le diagnostic
rétrospectif doit encore être plein d'incertitude.
Le cordon fibreux, vestige de la fistule qui éva-
cuait les derniers débris des masses mortifiées,
peut se résorber progressivement et disparaître,
même en un temps très court, comme le démontre notre troisième observation. La cicatrice
cutanée est un signe banal, de même qu'une dépression ou une saillie à la surface du testicule
sera prise volontiers pour les altérations vul-
gaires de l'albuginite. Donc, après comme avant

la suppuration, nous risquons fort de croire à une
sclérose lorsque des dépôts gommeux sont ou ont
été l'altération principale. La clinique n'autorise
pas mieux que l'anatomie pathologique la sépara-
tion nette qu'on a voulu établir entre l'orchite interstitielle et l'orchite gommeuse.

Lorsque la tuméfaction survient sans douleur,
que le testicule et ses enveloppes adhèrent rapidement, que la peau rougit et s'ulcère, que quelques jours suffisent pour l'évacuation de l'abcès,
tout porte à croire qu'il s'agit alors d'une gomme
superficielle. Elle aura pris naissance soit dans
le tissu conjonctif extraglandulaire, au niveau
de l'épididyme, dans l'épaisseur de la tunique
albuginée. Nous n'avons pas voulu scinder
notre étude, mais il est certain que, dans deux
de nos observations, cette marche si simple a
coïncidé avec le peu de profondeur de l'ulcère.
Le bourbillon caractéristique était pour ainsi dire
à fleur de peau. Les observations de M. Reynier
appartiennent à cette forme peu douloureuse.

Le fait que nous a communiqué M. Vidal,
l'obligeant et distingué médecin de l'hôpital Saint-
Louis, ne reproduit-il pas en effet le tableau clinique de cette variété si simple dans sa marche?
Chez un homme de vingt-cinq ans, porteur d'un
double sarcocèle syphilitique, survient, en avant et
en haut du scrotum, au niveau de la tête de l'épididyme droit, une adhérence de la peau qui rougit et

s’altère rapidement ; la gomme évolue sans douleur manifeste, l’iodure de potassium et le mercure
sont administrés ; le foyer s’évacue et la fistule se
tarit et se cicatrise.

La série des faits que nous invoquons montre
que la marche de la gomme suppurée ne varie
guère. Chez un individu dont le testicule a tous
les caractères de la forme banale de la syphilis,
la glande gonfle et devient douloureuse. Si les phénomènes inflammatoires ne s’amendent pas, la
tumeur rouge et chaude, mais encore d’une dureté
cartilagineuse, ne tarde pas à se ramollir. En cinq
ou six semaines, il se fait une ulcération ; l’évacuation de la gomme commence. A partir de ce
moment, si le traitement efficace n’est pas institué,
on assistera à une évolution d’une lenteur désespérante. Un liquide séreux peu abondant, mêlé à
quelques détritus gommeux, s’écoulera de l’ulcère,
dont les bords taillés à pic n’auront aucune tendance à la réparation. Hors de l’hôpital, sans
iodure de potassium et sans mercure, la caverne
persistera de longs mois : Stasato, notre pilote
grec, avait sa plaie scrotale stationnaire depuis
près de douze semaines.

Le traitement modifie très vite l’aspect des parties. Dès les premiers jours l’amélioration est
constante. Ainsi, dans le cas que nous venons de
rappeler, l’ulcère était absolument atonique. On
prescrit l’iodure et le mercure. Dès le lendemain

les bords se recollent, le fond se déterge, les bourgeons charnus apparaissent et, au bout de quarante-
huit heures, sous les yeux de notre dessinateur, la
solution de continuité des téguments avait diminué
de moitié. En quelques jours la guérison était
complète. Lorsque la gomme est déjà enflammée et
ramollie, le traitement n'empêche pas toujours la
suppuration. Dans notre cinquième observation[1],
on voit en effet que l'iodure rend au testicule
sclérosé une partie de sa souplesse, mais que la
tumeur gommeuse n'en continue pas moins son
évolution; elle devient fluctuante et on l'ouvre au
thermo-cautère.

Pour entretenir ces intarissables suppurations,
il est probable qu'à une gomme vidée succède une
autre gomme. C'est ainsi que la glande tout entière finit par se fondre, ne laissant au fond des
bourses flasques qu'une sorte de moignon suspendu au cordon spermatique. Nous en avons observé, en 1875, un cas remarquable. Mais il peut
aussi se faire qu'une partie du testicule demeure
indemne.

Lorsque la substance mortifiée a été expulsée,
si les bourgeons charnus n'ont pas assez de vitalité pour combler la caverne, une fistule borgne
persiste un temps indéterminé. Nous en trouvons
dans les auteurs quelques exemples bien connus.

1. TERRILLON, *Progrès médical,* 2 février 1878.

Une belle planche de l'*Iconographie* de Ricord nous montre un trajet consécutif à l'évacuation d'une gomme périépididymaire.

L'observation publiée par Berthole[1] est restée célèbre. Un Vendéen, âgé de quarante ans, arrive avec des accidents multiples de syphilis tertiaire; il consultait surtout pour une double fistule qui, depuis un an, s'était ouverte sur le scrotum. Le traitement antisyphilitique est prescrit; son influence se fit rapidement sentir et, au bout de quinze jours, les fistules s'étaient cicatrisées en même temps que disparaissaient les autres accidents.

Il n'en est pas toujours ainsi : parfois au contraire l'exubérance des bourgeons charnus sur les parois du foyer gommeux est telle, qu'ils émergent par l'orifice, débordent sur les côtés du scrotum et constituent un champignon exubérant, une des variétés du fongus syphilitique dont nous allons maintenant faire la description.

III

FONGUS SYPHILITIQUE

Nous entendons par fongus du testicule une masse rougeâtre et bourgeonnante qui fait hernie

1. Berthole, *Union médicale.* 1868.

à travers les enveloppes scrotales ulcérées. Une
définition était peut-être nécessaire; car il nous
semble qu'on a abusé de ce mot. Au musée Saint-
Louis, on voit cataloguée sous le titre de fongus,
une ulcération des enveloppes scrotales et la dé-
nudation d'une certaine étendue de la surface
glandulaire, mais sans la moindre saillie végétante au dehors. N'a-t-on pas encore appelé fongus l'expulsion des tubes séminifères hors de l'albuginée?

Nos précédentes descriptions facilitent notre
tâche, et l'on prévoit déjà le mécanisme essentiel
de la production du fongus. Une gomme de l'albuginée ou du parenchyme glandulaire a, dans ses
poussées successives, provoqué des adhérences
entre le testicule et ses enveloppes. Celles-ci s'enflamment et s'ulcèrent. Deux cas peuvent alors se
présenter :

Ou bien tout ou partie de la glande entourée de
son albuginée s'échappe par cet orifice; le testicule hernié bourgeonne et nous avons une première variété de fongus, le *fongus superficiel;* —
ou bien la glande reste dans sa cavité, l'albuginée
et les téguments se sont ouverts pour l'évacuation
d'un dépôt caséeux ramolli; des travées fibreuses
du testicule ou de la membrane d'enkystement de
la gomme s'élèvent de granulations dont la végétation exubérante remplit d'abord la petite caverne,
puis franchit, en s'étranglant, l'orifice cutané pour

s'étaler sur le scrotum en masse champignon-
neuse, et constituer ainsi notre seconde variété de
fongus, le *fongus profond*.

Quelques observations personnelles ou recueil-
lies dans les auteurs nous serviront à établir notre
manière de voir et à montrer que toute cette
question ne présente, en somme, aucune difficulté.
Elle se résume dans l'étude des deux formes distinctes : le fongus superficiel et le fongus profond.

Voyons le *fongus superficiel*. Un cocher de vingt-
sept ans, syphilitique depuis 1876, voit, au mois
d'avril 1880, son testicule droit se tuméfier. En
juillet, le gauche était atteint. Des frictions mercurielles procurent une guérison presque complète ;
le malade cesse tout traitement. Le gonflement re-
paraît ; les bourses douloureuses s'enflamment et
s'ulcèrent. Le 24 février 1881, lorsque le malade
se présente à notre examen, nous constatons, du
côté droit, un énorme sarcocèle scléro-gommeux
enveloppé dans des tuniques intactes. A gauche,
la glande est aussi envahie dans sa totalité. Une
gomme superficielle, dont le siège évident est
l'albuginée, s'est ramollie ; la peau adhérente s'est
ulcérée en trois points, et par chaque orifice s'é-
coule de la matière puriforme. La peau violacée
qui sépare les trois solutions de continuité se
sphacèle sous nos yeux, et par cette large ouverture le testicule est mis à nu.

C'est bien dans l'albuginée que s'est développée
la gomme. Elle apparaît avec son tissu blanchâtre
qui se désagrège par fragments feuilletés semblables à de la chair de morue. Les couches superficielles noircissent et se détachent. Le fongus n'est
pas encore formé ; la masse glandulaire ne fait pas
saillie hors du scrotum. Mais peu à peu la peau se
rétracte et glisse sur le testicule, qui émerge de
plus en plus jusqu'à ce que les enveloppes dépassent son plus grand diamètre. Elles viennent,
en arrière de lui, étreindre l'épididyme et le
cordon.

Déjà, sur le pourtour de la gomme, l'albuginée
végète et des bourgeons agglomérés proéminent
en divers points. Enfin le tissu mortifié s'élimine.
Çà et là naissent, en soulevant encore quelques
débris caséeux, de rares granulations qui bientôt
se multiplient, et sur la surface détergée s'organisent des fongosités exubérantes. Notre première
variété est constituée.

Cependant le traitement ioduré a déjà provoqué
une amélioration. Le testicule droit est devenu
plus souple ; le gauche diminue un peu de volume.
L'ouverture du scrotum, qui formait en arrière
un anneau mobile autour du pédicule, adhère
maintenant aux tissus. Les bords granulent et ses
bourgeons charnus, se continuant avec ceux qui
recouvrent le testicule, forment une membrane
végétante continue dont la surface diminue, se

rétracte et attire concentriquement les enveloppes scrotales. C'est ainsi que la glande s'entoure de nouveau de ses tuniques. Au bout de trois mois il ne reste plus, comme vestige de cette hernie de l'organe et de cette végétation de l'albuginée, qu'une cicatrice de la peau et une adhérence de la face profonde de cette cicatrice avec le testicule. A ce moment s'arrête notre observation.

Nous venons de décrire la forme extrême du fongus superficiel, celle où le testicule hernié et son albuginée végétante constituent le fongus. C'est la variété si bien décrite par Deville qui, trop exclusif, n'admettait qu'elle et seulement chez les tuberculeux [1]. Mais le fongus superficiel peut encore exister sans l'issue de la glande hors des bourses. La gomme de l'albuginée s'élimine alors par une perte de substance de moindre étendue; puis, des couches profondes de la membrane s'élèvent des bourgeons qui, après avoir franchi l'orifice cutané, s'épanouissent sur les téguments. Les lames externes de l'albuginée sont détruites; mais il en reste au-dessous; du moins la glande ne semble pas ouverte, tant les lésions sont superficielles.

L'évolution clinique à laquelle nous avons assisté nous paraît mettre hors de doute la nature et la pathogénie de notre première variété de fongus

---

1. Deville, *Moniteur des hôpitaux*. 1853.

superficiel, celle où le testicule tout entier fait hernie et se recouvre de bourgeons charnus. Nous allons établir encore la réalité de notre deuxième variété de fongus superficiel, celle où la masse bourgeonnante est formée par la végétation d'une partie circonscrite de l'albuginée mise à nu par l'ulcération du scrotum.

On trouve dans les *Bulletins de la Société anatomique* de décembre 1867, une observation de M. A. Guérin rapportée par M. Olivier. Nous laissons de côté toute la partie clinique, la tuméfaction des bourses, l'adhérence des téguments, leur ulcération, l'écoulement de pus et l'apparition d'une tumeur rougeâtre à travers la perte de substance.

On se décide à faire la castration de cette tumeur « comparable à un morceau de viande », et voici ce que la dissection permet de reconnaître : La totalité de la tumeur représente assez bien le volume d'un œuf de dinde. Elle est divisée en deux portions par un sillon bien marqué dans lequel s'insère le scrotum. La portion antérieure est formée par une partie du testicule dont quelques cloisons sont légèrement hypertrophiées. Le testicule est enveloppé, du reste, de sa tunique albuginée, qui est devenue granuleuse, et ses végétations forment le fongus. La deuxième portion, recouverte par le scrotum, est irrégulière ; à la coupe on trouve du tissu fibreux et des dépôts de matière blanchâtre. Dans l'épididyme on reconnaît encore la substance normale, mais infiltrée de granulations jaunâtres.

Une pièce de M. Letenneur, de Nantes, présentée à la Société anatomique par M. Ranvier au mois de juin 1862, nous offre des caractères analogues. Le fongus est constitué, en allant de la périphérie au centre, d'abord par une masse végétante qui forme les 4/5 de la portion herniée. Au-dessous et servant de base aux bourgeons charnus, on rencontre un tissu fibreux très épais, dû à l'entrelacement de faisceaux conjonctifs et de fibres élastiques semés d'un grand nombre d'éléments fibro-plastiques. Enfin plus profondément encore, on trouve un noyau gros comme une amande, avec tous les caractères du parenchyme : les canalicules spermatiques ont une structure presque normale. Quant à la partie intra-scrotale, elle contient des lobules allongés, séparés les uns des autres par du tissu fibreux de faible résistance ; de ces lobules, les uns sont opaques et granuleux ; d'autres ont un aspect fibrillaire ; quelques-uns sont un peu translucides.

Cette forme de fongus n'emprunte rien de particulier à la syphilis. Toutes les causes qui provoquent l'ulcération des téguments et, par conséquent, favorisent l'issue du testicule hors des bourses, ou du moins la mise à nu d'une partie de l'albuginée, peuvent, à ces conditions, déterminer l'apparition de masses végétantes. Le fongus

en lui-même ne diffère en aucun cas; seules
les lésions du parenchyme sont autres. Récemment, tandis que nous observions à l'hôpital Saint-Louis le fongus syphilitique superficiel dont nous avons donné plus haut la description, nous pouvions voir un fongus tuberculeux des plus nets qui figure, du reste, au musée pathologique de cet hôpital, catalogué sous le numéro 753. La castration a été pratiquée. Les bourgeons s'étaient développés sur l'albuginée, qui entourait une substance glandulaire infiltrée de tubercules et de masses caséeuses.

Notre seconde forme, le *fongus profond* ou parenchymateux, naît de l'épaisseur même de la glande. Ici l'albuginée est ouverte, comme les enveloppes scrotales, et c'est par cette double perte de substance que passent les bourgeons pour s'épanouir à l'extérieur. Ce mécanisme est très simple. Une gomme testiculaire est expulsée selon le mode ordinaire. L'évacuation terminée, le tissu fibreux qui, dans certains cas, est une véritable membrane d'enkystement, se trouve à nu. Il prolifère, bourgeonne et la masse végétante, après avoir comblé la caverne, s'échappe au dehors et le fongus est constitué. Il se peut, d'ailleurs, que par suite d'une infiltration totale le testicule entier se mortifie; il régresse en une substance puriforme qui se vide comme un abcès après ouverture de la peau. C'est alors de la surface interne des vestiges de l'albuginée que naissent les granulations du fongus.

En 1875, nous avons observé un cas de ce genre dans le service de M. Léon Labbé, à la Pitié. Il s'agit d'un plombier qui eut une première poussée d'orchite syphilitique en 1871. La peau du scrotum adhérente aux parties profondes rougit ; un abcès proémine et s'ouvre en donnant issue à une grande quantité de matière puriforme. Bientôt par l'orifice apparaît une petite tumeur qui peu à peu s'épanouit sur les téguments en une masse irrégulière, tomenteuse, rougeâtre, sauf en certains points grisâtres et comme sphacélés. Elle est du volume d'une grosse noix, unie aux parties intra-scrotales par un pédicule qui pénètre à travers les enveloppes.

On institue le traitement. Sous son influence et dès le cinquième jour, le scrotum, siège jusque-là d'un véritable œdème chronique, est moins rouge, plus souple, et l'on peut explorer facilement les vestiges de la glande. Elle se transforme en une masse qui va toujours en se ratatinant, et lorsque, grâce à l'iodure de potassium, le fongus s'est affaissé et que les bourgeons, devenus plus serrés et plus vivants, ont fait de la masse végétante une membrane granuleuse de niveau avec les téguments des bourses, on ne sent plus dans la vaginale qu'un petit moignon de la grosseur

d'un pois et adhérent à la cicatrice. Il échapperait
à un examen superficiel si, pour le trouver, on ne
suivait le canal déférent jusqu'à son insertion sur
l'épididyme.

L'exposé de ces observations contient toute notre description. On sait maintenant l'aspect du fongus et ses différentes formes. Nous ajouterons que
la masse est absolument indolente et qu'on peut
l'abraser sans provoquer de souffrances. Dans
plusieurs observations, on voit que les malades
imaginèrent impunément d'étreindre la base de
leur tumeur avec une ficelle pour en amener la
chute. La surface du fongus est parfois saignante,
mais ne donne guère lieu à de véritables hémorrhagies; les bourgeons sont parfois rougeâtres,
flasques et mous; mais quelques grammes d'iodure,
et on les voit roses, vermeils et humides.

Enfin nous insisterons sur un épaississement
spécial des téguments qui, autour du fongus et
parfois même dans une assez grande étendue,
prennent un aspect éléphantiasique. Dans le fait
de M. Marc Sée, toute la partie antérieure du
scrotum était rouge, tuméfiée et infiltrée de lymphe plastique; il en était de même chez un malade
de M. Obédénare. Notre observation nous montre
ce genre de lésion plus accentué encore. On constatait un véritable œdème chronique, et même
de grandes traînées rougeâtres et cicatricielles
dont l'une étranglait la demi-circonférence

inférieure de la verge et gênait la circulation.

Telles sont, dégagées des obscurités dont on les a entourées, nos deux variétés de fongus syphilitiques. Nous avons, pour les décrire, préféré citer des exemples et analyser les faits que nous avons directement observés. Cette forme concrète embarrasse peut-être le tableau de détails inutiles, mais elle a du moins l'avantage de laisser, dans la mémoire, un type accusé et dont le souvenir s'efface plus lentement.

CHAPITRE V

Les aspects que revêt la syphilis de la glande spermatique sont trop variés pour qu'on puisse faire, en bloc, un diagnostic de ses diverses formes. Entre une plaque d'albuginite et une fistule scrotale, vestige d'une gomme évacuée, les dissemblances sont telles, qu'aucun lieu commun, en dehors de la cause originelle, ne les réunit. Il nous faut donc suivre les accidents à travers leur évolution et montrer les caractères qui, à chaque période, nous permettent d'asseoir notre jugement sur les bases les moins précaires. Nous verrons d'abord avec quelles affections pourrait être confondue la forme scléro-gommeuse d'allure inflammatoire, puis nous étudierons la forme ordinaire, en distinguant les cas où l'infiltration envahit le testicule seul, ou le testicule et l'épididyme en même temps.

Nous ferons ensuite le diagnostic différentiel de la gomme ramollie et sur le point, après adhé-

rences, de se vider au dehors. Enfin nous aurons
la série des terminaisons de la forme scléro-gommeuse suppurée et non suppurée : l'atrophie de
la glande, le fongus, et les fistules qui, pour être
rares, n'en existent pas moins. On devra savoir
reconnaître la nature de ces altérations, car, de
la détermination exacte de l'étiologie, découleront
des indications précises pour le traitement.

I

L'avenir nous démontrera si l'orchite syphilitique à début inflammatoire est aussi rare que le
ferait supposer le silence des auteurs. Toujours
est-il que parfois la glande devient tout à coup le
siège de douleurs vives, fixes ou irradiées vers
l'aine ou la région lombaire ; la moindre pression
sur les bourses réveille les souffrances ; les enveloppes scrotales peuvent même être tuméfiées.
En tout cas le testicule double ou triple de volume
dans l'espace de quelques jours. Il n'existe point
d'uréthrite ; le canal est sain. Le malade n'a point
reçu de coup et n'est, en dehors de la syphilis,
atteint d'aucune diathèse : pas de rhumatisme et
pas de tuberculose. Un interrogatoire précis, un
examen minutieux auront établi tous ces points.
On se trouve donc en présence d'une orchite aiguë
ou subaiguë que seule la syphilis peut expliquer.

Jusqu'à ce que la réalité de ce début soit réellement admise, il n'y aura de possible qu'un diagnostic par exclusion. Lorsqu'on aura parcouru inutilement la gamme de toutes les causes qui peuvent provoquer l'orchite : la blennorrhagie d'abord, et les mauvais états du canal, tels que le rétrécissement, le traumatisme ; puis les maladies générales, telles que les oreillons, le rhumatisme, la tuberculose, le décours d'une fièvre grave, on sera bien contraint d'accepter la causalité de la syphilis, manifeste en d'autres points du corps et prouvée par l'existence de quelque autre accident. Le doute d'ailleurs ne serait pas de longue durée : bientôt la fluxion se dissipera ; les signes de la forme banale apparaîtront ; le diagnostic sera établi. N'en est-il pas de même pour l'orchite tuberculeuse aiguë? D'abord on la soupçonne ; son évolution seule dissipe les incertitudes.

Cependant il est une particularité qui peut guider le diagnostic dans ce groupe des orchites à marche aiguë. L'inflammation n'envahit pas, et comme au hasard, la glande tout entière ou les deux parties qui la composent. La blennorrhagie, les uréthrites de nature quelconque retentissent d'abord sur l'épididyme ; le testicule et la vaginale peuvent ne pas être pris, ou ils ne le sont que consécutivement et avec une moindre intensité. Au contraire les violences extérieures, puis les oreillons, le rhumatisme, les fièvres graves et la vérole retentissent d'abord sur le testicule. C'est lui qui est atteint le plus violemment; l'épididyme, s'il n'échappe pas au processus, ne se tuméfie que plus tard. On comprend tout le parti que le clinicien tirera de cette marche successive, en sens inverse dans ces deux séries d'affections. D'ailleurs, la poussée inflammatoire de l'orchite syphilitique est fugace, et la tumeur qu'elle laisse après elle prend bien vite la marche indolente et froide de la forme scléro-gommeuse ordinaire. Le diagnostic alors s'établira de lui-même.

Nous nous sommes déjà expliqué sur l'épididymite secondaire. Nous ne croyons pas devoir en faire une forme spéciale. Cependant, dans certains cas, l'épididyme semble avoir été seul atteint. Il nous faut tenir compte de ces cas et savoir les distinguer au besoin des affections qui peuvent alors en imposer, les noyaux tuberculeux et ces indurations chroniques de la queue de l'épididyme, reliquat de quelque ancienne uréthrite propagée jusqu'à la glande séminale.

Les masses tuberculeuses sont moins nettes, moins isolées, à contours plus indécis que celles du syphilome, qui donnent la sensation d'un pois sec, d'un haricot inséré au milieu du tissu sain. Les dépôts caséeux envahissent tout un segment de l'organe, la queue, la tête ou le corps. Leur consistance, plus mate, n'a pas la dureté élastique des noyaux produits par la syphilis. Heu-

reusement que, au-dessus de ces distinctions sub-
tiles dont quelques-unes sont d'une délicatesse
telle qu'elles perdent de leur valeur au lit du malade, il y a le traitement antisyphilitique, les antécédents du sujet, son état actuel et les manifestations anciennes ou concomitantes de la vérole
ou de la scrofule en d'autres points de l'économie.

Il nous semble relativement facile de reconnaître la nature des indurations fibreuses laissées
dans la queue de l'épididyme par les inflammations qu'ont provoquées la blennorrhagie, l'uréthrite simple et le rétrécissement. Depuis que
notre attention est fixée sur ce petit point, nous
avons constaté l'exactitude de ce que nous écri-
vions en 1876[1]. Ce qui caractérise ces vestiges
d'une épididymite d'origine uréthrale, c'est que
« on peut suivre nettement les contours de l'anse
formée par la réflexion de la queue de l'épididyme.
On sent avec la plus grande facilité la dépression
que cette anse circonscrit; la sensation que l'on
éprouve rappelle celle que donne, à la pulpe du
doigt, l'exploration du museau de tanche. » Rien
de semblable ne s'observe dans la syphilis ni dans
la tuberculose. Leurs dépôts englobent dans une
masse compacte les flexuosités de la queue de
l'épididyme.

La forme scléro-gommeuse non suppurée, lors-

1. Reclus, *loco citato.*

qu'elle se présente avec le cortège de ses caractères habituels, se reconnaît sans difficulté. Il y a
là des signes positifs, et l'on va droit dans son
examen, sans avoir recours à l'humiliant procédé
du diagnostic par exclusion, que nécessite trop
souvent l'obscure complexité de certaines tumeurs
du testicule. Les bourses, dont les téguments sont
en général souples, surtout lorsqu'une hydrocèle
les soulève, sont d'un volume plus considérable.
Dans la vaginale, on sent la glande tuméfiée de la
grosseur d'un petit œuf de poule. Il est difficile de
distinguer le testicule proprement dit de l'épididyme; ces deux parties semblent fusionnées. Parfois l'albuginée est lisse; mais parfois on reconnaît les plaques de consistance cartilagineuse qui
la blindent, ou les petites saillies hémisphériques
comme des moitiés de pois sec ou comme des
grains de plomb enchâssés; les altérations sont
le plus souvent bilatérales; la glande est d'une
dureté ligneuse et on la « manie », on la presse
même avec énergie sans réveiller la moindre douleur.

Ces caractères sont suffisants pour établir le
diagnostic. Dans des cas semblables, il ne serait
même pas besoin de recourir aux deux moyens
de contrôles primordiaux, l'existence d'accidents
syphilitiques actuels ou antérieurs et l'efficacité
du traitement par le mercure et l'iodure de potassium. Mais le tableau clinique est rarement aussi

net. Bien des traits font défaut; d'autres, qui sont
étrangers à la vérole, se surajoutent, et c'est alors
que les hésitations commencent. Le sarcocèle
scléro-gommeux peut être confondu avec la plupart des tumeurs du testicule : la tuberculose, les
diverses variétés du cancer et l'hématocèle.

La tuberculose génitale s'affirme en général
par des signes trop caractéristiques pour que l'erreur puisse être commise. Le doute ne pourrait
s'élever que si les antécédents syphilitiques faisaient défaut, et si le malade, affaibli et cachectique, était atteint de quelque déchéance organique
profonde. Encore faudrait-il que l'épididyme fût
infiltré au même degré que le testicule; que
l'albuginée lisse, sans plaques et sans saillies
fibreuses, fût soulevée par les bosselures de la
gomme. Alors l'absence de tuméfaction prostatique, la dureté ligneuse de la glande et surtout son
indolence singulière, la fusion des deux portions
de l'organe, les altérations plus marquées dans
le testicule proprement dit et la conservation
relative des fonctions génitales permettraient de
reconnaître la nature syphilitique de la tumeur.
Enfin un traitement mixte énergique, des frictions
mercurielles, de hautes doses d'iodure de potassium, jugeraient en peu de jours la question.

Les difficultés sont autrement sérieuses lorsqu'il s'agit d'une tumeur maligne. On insistait
beaucoup autrefois sur la bilatéralité de la tumeur.

Le sarcocèle syphilitique, disait-on, est souvent double; le cancer n'envahit jamais qu'une seule glande. Certainement, ce signe a de la valeur. Mais, d'une part, l'orchite scléro-gommeuse n'atteint parfois qu'un testicule et, d'autre part, il est une dégénérescence, — dont la détermination histologique a été faite par M. Malassez et dont nous devons une bonne étude clinique à MM. Monod et Terrillon[1], — le lymphadénome, qui peut infiltrer à la fois ou séparément les deux glandes spermatiques. Si nous ajoutons qu'il frappe de préférence le testicule, épargne l'épididyme, on comprendra qu'une confusion puisse devenir possible.

Cependant, par cela seul qu'on connaît l'existence du lymphadénome et la possibilité de l'envahissement bilatéral, bien des chances d'erreur disparaissent. Car la néoformation n'a pas la dureté caractéristique de l'orchite scléro-gommeuse; l'albuginée n'est point recouverte de productions fibreuses; il n'y a pas l'indolence du syphilome; les accidents propres à la vérole font défaut; enfin le traitement ioduré, prescrit selon les règles, est inefficace.

Nous ajouterons une particularité sur laquelle insiste vivement M. Trélat : Le malade, outre la tumeur du testicule, offre souvent, en un point

1. MONOD ET TERRILLON, *Contribution à l'étude du lymphadénome du testicule*. Paris, 1880.

quelconque du corps, une autre tumeur lympha-
dénique. Pour ne pas la méconnaître, un examen
attentif est nécessaire. « Vous êtes en présence
d'un malade vigoureux qui vous consulte pour
une tumeur bien circonscrite, et si, par hasard,
vous lui trouvez, sur un autre point du corps,
quelque autre petite grosseur, vous apprenez
qu'elle n'a ni histoire, ni manifestation ; le malade ne s'en doute pas ; elle ne lui fait ni mal ni
gêne, et elle est si petite ! Quelque obscur petit
lipôme, sans doute ! Vous passez outre et votre
diagnostic est perdu. »

Malgré les caractères parfois si nets du sarcocèle, malgré les indications que peuvent fournir
les manifestations actuelles ou récentes de la
vérole, malgré le recours ordinaire au traitement
ioduré, véritable pierre de touche de l'orchite
scléro-gommeuse, les éléments du diagnostic sont
encore bien médiocres, puisque tant d'erreurs
ont été commises. On ne compte plus les castra-
tions pratiquées pour un cancer, alors qu'il s'a-
gissait d'une tumeur syphilitique. Nous ne parle-
rons pas des anciens chirurgiens, car peut-être
dirait-on qu'autrefois les tumeurs des testicules
étaient fort obscures ; mais nous avons vu s'y
tromper à notre époque M. Verneuil lui-même,
un de nos syphiliographes les plus habiles. Récemment, nous avons examiné dans le service de
M. Vidal, à Saint-Louis, un malade dont l'une des

glandes spermatiques avait été amputée comme atteinte de sarcome; c'était pourtant la syphilis qui était en cause; le testicule scléreux qui restait au patient en était le vivant témoignage.

D'habitude, la palpation de la glande fournit des signes précieux. Les tumeurs malignes du testicule sont moins dures. Elles n'ont pas cette résistance ligneuse caractéristique, ces fines saillies qui hérissent l'albuginée. Lorsqu'il s'agit de tumeur mixte, quelque noyau d'enchondrome pourrait en imposer. Mais à côté des parties dures s'en trouvent de beaucoup plus molles. Puis la marche de l'affection n'est pas la même; l'accroissement que prend le cancer est plus rapide. Il y a souvent des élancements douloureux, une cachexie plus profonde. Enfin, il est rare qu'un traitement rigoureux ne modifie pas promptement la glande, si on a vraiment affaire à la syphilis. Les tissus deviennent plus souples; ils reprennent leur sensibilité spéciale et le diagnostic est établi.

Même difficulté pour l'hématocèle, des tumeurs du testicule celle qui réserve peut-être les plus grandes surprises. Ses infinies variétés de forme, de volume ou de consistance, la rapprochent parfois des affections les plus dissemblables, et il est des cas où l'incision exploratrice a seule levé tous les doutes. Cette incision n'est pas toujours innocente. Il faudra la faire avec les précautions antiseptiques les plus minutieuses, si tout autre moyen de diagnostic est demeuré inefficace. Une recherche attentive des accidents syphilitiques et l'emploi du traitement mixte ne seront jamais négligés.

On le voit, lorsque quelques-uns des caractères propres à l'orchite scléro-gommeuse font défaut, il est malaisé de conclure avec certitude. Il faut alors passer en revue la plupart des tumeurs du testicule de marche chronique et, au lieu d'arriver directement au diagnostic, on prend un chemin détourné, peu certain, dont le jalon le moins infidèle est encore « l'exploration par l'iodure de potassium ». Ajoutons qu'il sera toujours permis, lorsqu'une hydrocèle abondante rendra difficile l'examen de la glande, d'évacuer le liquide par une ponction préalable.

L'atrophie est la terminaison habituelle du sarcocèle lorsqu'une intervention opportune n'a pas arrêté le processus cicatriciel de l'orchite sclérogommeuse. Est-il possible, lorsqu'on se trouve en présence d'une lésion semblable, de reconstituer son histoire et de déterminer son origine? Oui dans un certain nombre de cas. Le testicule acquiert en effet une dureté caractéristique; on dirait un noyau fibreux appendu au canal déférent et perdu dans des bourses trop larges. Dernièrement nous avons vu, chez un malade de l'hôpital de la Charité, une glande de la grosseur d'une petite noisette et d'une grande résistance; sur la cuisse on retrouvait les stigmates d'une vérole ancienne. M. Parrot n'hésita point à porter le diagnostic de syphilis congénitale; M. Fournier fut du même avis. En général, les atrophies consécutives au traumatisme, à la métastase des oreillons, au rhumatisme, au varicocèle, ne s'accompagnent pas d'une semblable dureté; au lieu d'être déprimée par des travées cicatricielles, l'albuginée est comme ridée sur son contenu atrophié.

II

La gomme suppurée du testicule a dû être confondue bien souvent avec la tuberculose de cette glande. L'erreur était d'autant plus facile que des syphiliographes tels que Ricord niaient résolument la suppuration des testicules syphilitiques, et que d'autres, comme M. Fournier et comme M. Gosselin, avouaient ne pas connaître d'exemple de ramollissement et d'évacuation du foyer caséeux. Cependant, nous croyons que le diagnostic est possible et qu'il est même assez facile, du moins dans la majorité des cas.

Lorsqu'un gros testicule, indolore jusqu'alors, devient le siège de souffrances vives, qu'une bosselure, formée vers la partie antérieure, adhère aux téguments rougis et enflammés, qu'une ulcération se fait par où s'échappent, avec un peu de matière puriforme, des masses jaunâtres semblables à de la filasse mouillée ou au bourbillon de l'anthrax, il ne serait plus besoin à la rigueur de rechercher les antécédents du malade et d'éprouver, par le contrôle du traitement, la certitude du diagnostic. Ce simple examen suffirait; c'est bien d'une gomme suppurée qu'il s'agit.

Tout autre, en effet, est l'évolution de la tuberculose génitale. D'abord, si le gonflement de la glande n'est pas tel qu'une analyse de ses parties constituantes soit encore possible, on trouvera que le maximum des lésions existe dans l'épididyme. Or, pour la gomme syphilitique, les altérations siègent surtout dans le testicule, et l'épididyme, lorsqu'il est pris, l'est en général beaucoup moins. L'adhérence des téguments, leur inflammation et la perte de substance consécutive ne se font que fort rarement en avant du scrotum dans la tuberculose : lorsqu'une fistule s'ouvre en ce point, on en compte déjà plusieurs en arrière et en bas au niveau de l'épididyme. C'est encore là un signe important, car, d'après nos observations, la gomme s'évacue par un orifice correspondant au bord antérieur du testicule. Nous ne prétendons pas affirmer qu'on n'a pas rencontré ou qu'on ne rencontrera pas de fistule syphilitique ouverte en arrière ; mais ces faits deméureront exceptionnels.

Du reste, la matière puriforme du foyer tuber-

culeux n'a rien de commun avec le bourbillon du
syphilome. Parfois, au début, elle est d'apparence
phlegmoneuse, puis devient plus séreuse et entraîne avec elle de petits grumeaux qui s'écrasent
facilement. En quoi cette substance ressemble-t-
elle aux filaments enchevêtrés de la gomme, qu'on
ne saurait mieux comparer, avons-nous dit, qu'à
de petits pelotons de filasse mouillée? Il est vrai
que lorsque l'évacuation est complète, on ne peut
plus compter sur ce signe pour établir le diagnostic. Mais des bourgeons charnus, en se dévelop-
pant, donnent naissance à un fongus dont nous
avons déjà indiqué les caractères.

Ces signes seront en général suffisants. L'examen des organes génitaux, la recherche de la
diathèse, le traitement antisyphilitique, viendront
confirmer ou infirmer le diagnostic. Dans la syphilis le cordon et la prostate sont exceptionnellement
atteints. Au contraire, rien n'est plus fréquent
que leur altération dans la tuberculose. Parfois
même l'appareil urinaire est infiltré, et sa dégénérescence se révélera par des symptômes qui
rendront plus nets les traits du tableau. Les onctions mercurielles, l'emplâtre de Vigo, l'iodure de
potassium à haute dose, amèneront une cicatrisation prompte, tandis que ces substances demeu-
reront à peu près sans effet sur les ulcérations de
la tuberculose. Enfin on trouvera souvent chez
le malade des manifestations syphilitiques ancien-

nes ou récentes, ou bien, lorsqu'il s'agit de tuberculose génitale, les vestiges d'une scrofule antérieure.

C'est encore à ces signes que l'on reconnaîtra
la nature des fistules syphilitiques. Il est en outre
certains caractères qui en feront soupçonner l'origine : d'abord leur situation en avant du scrotum
dans la région qui correspond au testicule proprement dit. Dans une observation de Ricord où la
gomme s'était développée dans le tissu cellulaire
qui environne l'épididyme, c'est encore en haut
et en avant que venait s'ouvrir la fistule. Elle est
en général unique, rarement double, tandis que
la multiplicité des orifices est plutôt la règle dans
les abcès tuberculeux. Enfin la fistule syphilitique
est bien moins humide; son trajet est presque sec
et l'on n'y voit pas suinter, comme dans les clapiers tuberculeux, une sérosité abondante mêlée
à des grumeaux puriformes.

III

Nous avons admis deux variétés de fongus
syphilitiques. Dans l'une, la glande s'est échappée à travers une perte de substance des enveloppes, et l'albuginée, mise à nu, végète et se recouvre de bourgeons. Dans l'autre, le testicule reste

dans les bourses ; une gomme ramollie,— née dans l'épaisseur du parenchyme testiculaire,—s'évacue au dehors et le tissu fibreux qui l'enveloppe prolifère et granule. Les masses fongueuses, après avoir comblé la caverne, font hernie par la perte de substance, et l'on voit s'étaler, à la surface du scrotum, un amas champignonneux de volume variable.

La tuberculose peut aussi donner lieu à des tumeurs semblables, et nous devons distinguer les fongus syphilitiques des fongus tuberculeux, car nous ne signalerons que pour mémoire les cancers ulcérés : leurs masses, caractérisées par la rapidité de l'évolution, le volume, le sphacèle partiel, leurs hémorrhagies fréquentes et le liquide ichoreux qui les baigne, ne sauraient être confondues avec les bourgeons exubérants d'un fongus bénin du testicule.

Nous ne croyons pas que l'aspect seul du fongus suffise pour en faire reconnaître la nature. Nous avons vu, dans le service de M. Ledentu, deux testicules végétant hors des bourses, l'un chez un tuberculeux, l'autre chez un syphilitique. Les bourgeons charnus du premier ne différaient que par leur vitalité ; ils étaient pâles et décolorés. La membrane granuleuse chez le syphilitique était plus exubérante et de couleur rougeâtre. Ce ne sont plus ces bourgeons « poussant comme à regret » décrits par Deville sur le testicule phimique hernié [1], mais des masses qui recouvrent l'albuginée tout entière.

Sans doute la cachexie joue ici un rôle important; chez les tuberculeux, la déchéance organique est, en général, telle que les bourgeons charnus eux-mêmes ont une vitalité moindre. La syphilis provoque plus rarement la cachexie : aussi la végétation y est-elle d'ordinaire plus riche et plus luxuriante; mais que le malade s'affaiblisse et peut-être elle périclitera. Il est vrai qu'en peu de jours, sous l'influence du traitement mixte, on verra les bourgeons reprendre une force nouvelle, devenir bientôt abondants et vermeils.

Ajoutons que la peau du scrotum, souple autour du fongus tuberculeux, est généralement épaissie, infiltrée, comme rigide, dans le fongus syphilitique, et que c'est seulement dans cette dernière affection que nous avons vu ces œdèmes particuliers et cette sorte d'éléphantiasis notés dans notre observation et dans celles de MM. Obédénare et Marc Sée.

La palpation ne donne guère de renseignements; elle est difficile, parce qu'on écrase les vaisseaux de la membrane granuleuse. Il faut s'enquérir de l'état de la prostate et du cordon, chercher des traces de tuberculose ou de syphilis et, comme la syphilis ou la tuberculose qui pro-

---

1. DEVILLE, *loco citato.*

voque de tels désordres ne saurait être bénigne,
on trouvera certainement quelque vestige qui pré-
cisera l'origine du fongus. D'ailleurs, le traitement
viendra toujours comme la ressource suprême.
Dans les cas de syphilis, l'emplâtre de Vigo sur
les bourses, les onctions mercurielles et l'iodure
de potassium modifieront les bourgeons charnus qui s'organiseront en une membrane cica-
tricielle.

Lorsqu'on aura établi la nature syphilitique du
fongus, on devra se demander s'il est superficiel
ou profond. La chose est importante au point de
vue du pronostic, puisque, dans un cas, on peut
espérer une véritable *restitutio ad integrum*, tandis
que, dans l'autre, le malade est exposé à perdre
tout ou partie de son testicule. Dans ce diagnostic,
on s'aidera des circonstances qui ont précédé la
formation de la tumeur, et de quelques particularités intéressantes sur lesquelles nous allons
insister.

Le fongus est consécutif à l'évacuation d'un
foyer gommeux. Or nous avons dit que la gomme
superficielle évolue rapidement et s'ouvre à l'extérieur souvent sans coup férir et sans provoquer
beaucoup de douleur. La gomme profonde, au
contraire, quand elle doit suppurer et s'évacuer
au dehors, a une marche plus lente; elle procède
souvent par soubresauts et s'accompagne de
douleurs vives; la caverne à laquelle elle donne

lieu s'enfonce plus profondément dans les tissus.

Quant à l'ulcération, ses dimensions sont assez grandes dans le fongus superficiel pour livrer passage au testicule entier qui fait hernie. Il résulte de cette sorte d'expulsion que les bourses sont vides. Dans le fongus profond, la perte de substance est moindre. La glande reste dans ses enveloppes; la palpation démontre que les bourses sont pleines et que la tumeur extérieure, étranglée au niveau de son pédicule, se continue, dans la profondeur, avec le testicule où elle est implantée.

Plus tard, après que le traitement spécifique a amené la guérison, l'état même du testicule fournira de précieux renseignements sur la variété à laquelle on a eu affaire. Dans le fongus superficiel, la glande peut revenir à son volume normal et recouvrer son intégrité première : son parenchyme aura été respecté. Mais si l'on constate cette atrophie, cette fonte de l'organe qui n'est plus représenté, comme nous le disions, que par un noyau dur appendu à l'extrémité du canal déférent, c'est d'un fongus profond qu'il s'agissait.

CHAPITRE VI

La syphilis du testicule ne saurait, à aucun titre,
compromettre les jours des malades ; elle peut
être, tout au plus, « l'expression d'une vérole forte »
dont quelque autre manifestation provoquera la
mort ; mais en lui-même le sarcocèle ne menace
que l'intégrité de la fonction.

On cite, il est vrai, des cas où la glande spermatique, atteinte une première fois par la vérole,
est devenue le siège d'un cancer. Bien que rares,
ces observations existent et l'on pourrait en réunir
quelques-unes. Ricord a relaté le fait d'un malade qui, guéri d'un sarcocèle, présenta, six mois
plus tard, un encéphaloïde du même organe. Il fut
opéré, mais il y eut récidive et mort. M. Fournier
a vu, chez un de ses clients, un cancer « de la pire
espèce » envahir un testicule que venait de quitter la syphilis.

Mais ces observations que prouvent-elles, sinon
que la tumeur maligne, manifestation de la dia-

thèse, choisit, pour se localiser « un lieu de moindre résistance ». Le testicule, altéré par un premier assaut, devient un terrain favorable où les éléments morbides pourront éclore et se développer. Le sarcocèle syphilitique n'est point la cause du cancer, il a tout au plus déterminé le siège de son apparition. Sans l'orchite antérieure peut-être le néoplasme naîtrait-il ailleurs.

La gravité de l'orchite syphilitique réside donc tout entière dans les troubles de la fonction. Si les altérations sont unilatérales, le testicule indemne supplée à l'insuffisance de son congénère. Il n'y a là rien de spécial, et de tout temps on a su qu'une seule glande assurait la puissance et la fécondité. Mais si les deux testicules sont atteints, ou s'il n'existe qu'une seule glande, et qu'elle soit envahie par la syphilis, que va-t-il se passer? Plusieurs cas se présentent :

Le traitement n'est pas intervenu; les glandes sont atrophiées. Il n'existe plus d'espoir; la spermatogénèse est éteinte sans retour; on a deux organes inertes, deux fibromes; c'est la castration sous-albuginée de M. Fournier. Hamilton nous cite l'observation d'un homme de trente-six ans dont les deux testicules atteints d'orchite syphilitique subirent la transformation fibreuse, ce qui entraîna une impuissance absolue.

Cette atrophie a pu se produire malgré un traitement rigoureux. Un malade de Ricord, cinq ans après l'évolution d'un chancre, vit apparaître un double sarcocèle. La tumeur était dure et recouverte de tubercules résistants ; les érections étaient presque nulles ; pas de désirs, pas de rêves, pas d'éjaculations. Le chirurgien intervient ; les testicules diminuent. « Mais ce n'est plus une simple résolution, c'est une atrophie ; ils restent durs sans élasticité et ne recouvrent plus leur fonction. »

Les observations n'en sont malheureusement pas rares. Nous avons examiné de semblables testicules ; le microscope a révélé leur structure. Le tube séminifère a disparu, transformé en un cordon fibreux. D'ailleurs la clinique avait déjà démontré l'inutilité de ces glandes que Ricord appelait « haricocèles », véritables moignons appendus au canal déférent. « J'ai été consulté, écrit Vidal de Cassis, par un de mes confrères qui avait vu le parenchyme de ses testicules se fondre pour ainsi dire sous l'influence de la syphilis ; il ne restait plus des deux côtés qu'une portion de l'épididyme ; l'impuissance était complète. »

A côté de l'atrophie il y a la suppuration de la glande ; des gommes peuvent se ramollir, s'évacuer au dehors et ne laisser dans l'albuginée que quelques débris informes du testicule. Un fongus n'est pas nécessaire pour amener ce résultat ; mais le granulome peut accompagner aussi cette destruction du parenchyme. Une de nos observations en fait foi : sous nos yeux, la tumeur s'est fondue, et lorsque le dernier bourgeon se cicatrisait, on ne trouvait plus, dans les bourses trop larges, qu'un petit moignon de la grosseur d'un pois.

Heureusement ces graves terminaisons deviennent tous les jours de plus en plus rares. Le médecin est appelé à temps; la syphilis est en puissance, mais l'atrophie et la suppuration n'ont pas encore eu lieu. En général les désirs sont à ce moment affaiblis; mais ils persistent. Il se peut même que la spermatogénèse continue et que des animalcules se forment dans les tubes séminifères.

Dans une pièce anatomique que nous avons eue sous les yeux, M. Ed. Brissaud a pu constater le fait : il s'agissait d'un testicule scléro-gommeux. En un point de la glande, au pôle supérieur, le parenchyme était sain; les canalicules s'étiraient facilement; ils étaient dilatés et, à leur centre, on distinguait au microscope des cellules de diverses formes, où il était facile de reconnaître les divers stades que parcourent les spermatozoïdes avant d'atteindre leur entier développement.

Virchow partage cette opinion : « L'orchite syphilitique, qu'elle suive la marche d'une simple induration ou qu'elle prenne la forme gommeuse, est une affection importante. Quand elle envahit le testicule tout entier, il en résulte naturellement une aspermie, mais seulement monolatérale. Si la dégénérescence n'est que partielle, le testicule affecté pourra encore fonctionner par ses parties

saines. C'est ce qui explique comment, malgré
l'existence d'un sarcocèle, il peut y avoir encore
sécrétion de sperme fécondant. »

L'orchite, bien que partielle, peut cependant tarir
la sécrétion et « décourager la spermatogénèse »,
comme nous disait M. Broca. Virchow nous cite
des observations de Lewin où, malgré l'intégrité
apparente d'une portion du parenchyme, il n'y
avait pas d'animalcules. Trois fois sur six cette
absence a été constatée ; aussi faut-il admettre « un
trouble fonctionnel profond » qui retentirait sur
les tissus réputés sains. L'évolution des spermatozoïdes se trouve arrêtée.

Les animalcules peuvent se former encore dans
les tubes et la liqueur n'en perd pas moins son
pouvoir fécondant : ce n'est pas tout que la sécrétion se fasse ; l'excrétion ne doit pas être entravée. Un territoire du testicule est respecté ; les
cellules y évoluent, le spermatozoïde est parfait ;
il faut encore qu'il puisse gagner l'épididyme, le
canal déférent et les vésicules. Or il y a bien des
chances pour que la voie soit obstruée, en un point,
par quelque dépôt syphilitique.

C'est ainsi que les choses se passent sans doute,
lorsque de grandes portions du parenchyme sont
inaltérées, bien que cependant le sperme ne con-
tienne pas d'animalcules. Il existe quelque part
une digue vers le rete testis, au niveau des cônes,
en un point du long canal tortueux, dont l'enrou-

lement forme l'épididyme. Il faudra que l'iodure de potassium résorbe l'obstacle pour que l'élément fécondant puisse arriver jusque dans les vésicules séminales.

Il est certain que le traitement peut rendre la puissance et la fécondité, à qui l'orchite syphilitique les avait fait perdre. Il y a quatre ans que nous observons un ingénieur portugais, atteint d'un double sarcocèle, survenu insidieusement. Les tumeurs avaient envahi les testicules d'une manière si sournoise, que le patient ignorait leur existence et crut pouvoir se marier. Au bout de deux ans, point de grossesse encore chez sa femme. Sur notre avis, il prit de l'iodure de potassium ; bientôt le parenchyme de la glande s'assouplit, et il en est, pour l'heure, à son deuxième enfant.

M. Gosselin a depuis longtemps fait des expériences directes. Dans ses annotations au livre de Curling, il raconte l'histoire d'un officier « qui avait un double sarcocèle et qui n'avait plus, depuis quelques semaines, ni érections, ni désirs vénériens. Je fis faire des frictions sur les bourses, avec l'onguent mercuriel ; je prescrivis l'iodure de potassium, jusqu'à concurrence de 5 grammes. Six semaines après, les érections et les éjaculations avaient reparu, et j'ai pu m'assurer que le sperme renfermait une grande quantité de spermatozoïdes, agités de mouvements.

» J'ai eu, ajoute M. Gosselin, l'occasion de con-

stater, sur un autre sujet, la présence de spermatozoïdes, après la guérison d'un sarcocèle syphilitique bilatéral par l'iodure de potassium à haute
dose. Ces faits confirment donc une opinion avancée par Vidal de Cassis, dans un Mémoire lu à la
Société de chirurgie, savoir : que les sujets atteints
d'une double orchite interstitielle peuvent retrouver leurs facultés viriles. »

Vidal va plus loin. Il signale des cas où, lorsque l'une des deux glandes a été atrophiée, la
glande indemne, — ou guérie, — se développe,
grossit, devient plus active, et fait à elle seule
autant de besogne que les deux, lors de leur intégrité primitive. A l'appui de sa thèse, il cite un
militaire à qui un chirurgien de l'armée enleva
un testicule, pour une tumeur qu'on crut de nature maligne. Le congénère s'affecte plus tard ;
l'iodure de potassium est prescrit et l'organe revient peu à peu à l'état normal ; seulement son
volume est plus considérable, et les désirs vénériens sont plus grands.

Un cantonnier de cinquante ans contracte un
chancre ; au bout de quelque temps le testicule gauche grossit, puis devient douloureux, et atteint le
volume d'un gros œuf de poule, tandis que le testicule droit s'atrophie peu à peu. L'iodure de potassium est administré à la dose de 6 grammes par
jour, la glande gauche diminue ; sa consistance est
moindre et bientôt elle a repris son aspect primitif.

Toutefois le testicule reste plus volumineux qu'une glande normale et les désirs vénériens sont revenus, à telle enseigne, qu'au bout d'un mois le malade consultait de nouveau pour une blennorrhagie qu'il venait de contracter.

« Voilà des faits, conclut Vidal de Cassis, qui prouvent que le testicule et ses fonctions peuvent être conservés dans leur intégrité, après la guérison du sarcocèle syphilitique. Ils m'autorisent même à admettre l'hypertrophie testiculaire dans les mêmes circonstances. » De toutes ces observations, de ces exemples accumulés, il résulte que la fonction troublée et même abolie par la syphilis peut reparaître. Mais de quelles modifications l'organe est-il le siège? Pouvons-nous admettre que le parenchyme reprend son intégrité première? Les examens qu'on a publiés ne nous mettent pas à même de répondre à cette question.

Nous savons bien qu'une glande dure, bosselée, indolore, peut, après administration de l'iodure, devenir souple, sensible et lisse; il semble, aux doigts explorateurs, qu'on palpe un testicule sain. Nous savons encore que des examens nécropsiques paraissent confirmer la possibilité de la « *restitutio ad integrum* ». « Nous avons vu, nous dit Ricord, ce résultat complètement obtenu chez un sujet qui a succombé dans nos salles, à une affection syphilitique constitutionnelle très ancienne, et dont

le testicule, atteint plusieurs mois auparavant, était
revenu à l'état normal. »

Un pareil examen ne nous suffit pas : nous
voudrions plus de détails et surtout les investiga-
tions du microscope. Les dépôts cellulaires peuvent avoir disparu ; le tissu scléreux peut s'être
assoupli, et, à l'œil nu, on ne découvre rien d'in-
correct. Mais la trame délicate des tubes séminifères
n'a-t-elle point subi quelque profonde altération ?
Les cellules sont-elles normales et capables encore
de mener à bien l'évolution du spermatozoïde ?

Malgré des affirmations catégoriques et l'appui
que semblent leur prêter les faits cliniques dont
nous venons de parler, nous ne croyons guère au
retour complet à l'intégrité primitive ; et pour
peu qu'on ait vu au microscope les lésions de
l'orchite scléro-gommeuse, on est tenté de rejeter
très loin l'idée d'une telle régénération du parenchyme glandulaire. Nous expliquerions autrement
que par la « *restitutio ad integrum* » le retour des
animalcules.

Voici ce que nous en pensons. Il existe des cas
nombreux où l'orchite syphilitique a tari la production de spermatozoïde ; le parenchyme alors a
été envahi dans sa totalité. Les altérations ont été
profondes et l'épithélium ne donnera plus naissance
aux animalcules. Les tissus peuvent redevenir souples et reprendre leur apparence normale, l'iodure
de potassium a conjuré l'atrophie, mais il n'a pu

créer à nouveau un épithélium germinatif. L'infécondité sera permanente.

D'autres fois, une portion du parenchyme reste
inaltérée et peut être encore le théâtre d'une ge-
nèse plus ou moins active. Mais les voies d'excrétion sont oblitérées par du tissu conjonctif nouveau ou par quelque dépôt gommeux. A l'entrée de
l'épididyme, sur un point du canal on trouve un
obstacle que l'animalcule ne franchit pas. Il y a
encore infécondité; mais celle-ci peut n'être que
passagère.

En effet, les animalcules formés dans les portions inaltérées de la glande ont pu reprendre
leur exode; sous l'influence du traitement, les tissus nouveaux, les dépôts gommeux qui constituent
la digue infranchissable, se sont résorbés; la voie
est redevenue libre et les spermatozoïdes, mêlés
aux autres éléments, gagnent les vésicules séminales, et fournissent, à chaque éjaculation, un
liquide désormais fécondant.

CHAPITRE VII

TRAITEMENT

I

TRAITEMENT GÉNÉRAL

Bien avant que la nature du sarcocèle ne fût nettement démontrée, on a eu recours au traitement mercuriel. J.-L. Petit lui dut des succès remarquables. Avec des notions étiologiques plus exactes, on voulut, au commencement du siècle, régulariser son emploi; mais le diagnostic était encore trop incertain pour rompre avec l'empirisme, et Dupuytren essayait des préparations hydrargiriques dans la plupart des tumeurs du testicule : au mercure à reconnaître les orchites syphilitiques.

La thérapeutique erre encore à l'aventure : chaque médecin a ses préparations, ses doses préférées. Ricord le premier établit un traitement régulier maintenant accepté de tous, et les succès qu'on en obtient sont si rapides et si sûrs, que, lorsque après un emploi rigoureux, la résolution de la tumeur se fait attendre, on pourrait presque douter du diagnostic.

On ne doit point espérer la guérison « des seuls efforts de la nature ». Le sarcocèle progresse ou reste stationnaire, et si parfois il semble s'améliorer spontanément, c'est que la glande s'atrophie. Nous observons maintenant une orchite scléro-gommeuse d'un diagnostic évident, échue à l'un des concurrents du dernier concours du bureau central. Le chef de service ne croit point à l'efficacité du traitement spécifique, et l'iodure de potassium n'est pas administré. Malgré le repos, les toniques, l'huile de foie de morue et la nourriture substantielle, les deux testicules sont aussi malades qu'au premier jour, sous leur cataplasme biquotidien.

Le sarcocèle est souvent un accident secondaire, le mercure doit donc avoir prise sur lui. On semble l'avoir beaucoup trop oublié, et lorsqu'on eut démontré l'énergique efficacité de l'iodure de potassium, beaucoup de médecins ne se sont adressés qu'à lui seul. Cette exclusion est fort regrettable, surtout dans les formes précoces. Depuis longtemps Hamilton et Curling ont cependant montré quelle rapide action le mercure exerce dans ces cas. Aussi l'association des deux médicaments est-elle fort souvent indiquée.

L'iodure de potassium n'en reste pas moins l'agent par excellence : Ricord l'a surabondamment démontré. Mais il a démontré, en outre, que les doses n'étaient pas indifférentes. En effet, que de patients atteints de sarcocèle ont eu à souffrir d'une trop grande timidité dans l'administration du médicament! « Il m'est arrivé, dit M. Gosselin, de traiter des malades qui depuis longtemps prenaient 30 à 50 centigrammes d'iodure de potassium par jour, sans voir aucune diminution dans leurs tumeurs, et d'obtenir la guérison dans l'espace de quatre à cinq semaines en portant progressivement la dose à 4, 5 et 6 grammes.

« J'ai eu à soigner un officier qui avait un double sarcocèle syphilitique et qui était soumis depuis plusieurs mois au traitement mixte, sans que l'iodure de potassium eût été porté au delà de 60 centigrammes par jour. Il n'avait plus, depuis quelques semaines, ni érections, ni désirs vénériens. Je fis faire des frictions sur les bourses, matin et soir, avec l'onguent mercuriel, et prescrivis l'iodure à la dose de 1 gramme par jour, en augmentant cette dose de 50 centigrammes tous les deux jours, jusqu'à ce qu'on fût arrivé à 5 grammes. Six semaines après il ne restait plus qu'une légère induration à gauche. »

Tous les auteurs sont d'accord aujourd'hui, — si nous en exceptons pourtant M. Després, — pour donner à leurs malades de hautes doses d'iodure de potassium. On commence par 1 ou 2 grammes et l'on élève progressivement cette quantité, jus-

qu'à ce que la résolution se fasse. « Dès la première semaine l'influence curative s'annonce d'une
façon appréciable. Et, dans les cas moyens, trois
quatre, cinq semaines au plus, suffisent souvent
pour rendre au testicule dégénéré son volume et
sa souplesse physiologiques. »

M. Fournier, suivant en cela les leçons de Ricord, dit qu'il faut tenir grand compte de l'âge de
la syphilis. Lorsqu'il s'agit d'une vieille vérole, il
traite le sarcocèle par l'iodure de potassium seul.
« Inutile alors de s'adresser au mercure... L'iodure suffit et il suffit amplement. Quel avantage
y aurait-il à compliquer la médication par l'emploi continu d'un remède superflu? Tout au plus
l'indication se présenterait-elle d'avoir recours au
traitement mixte si la lésion se montrait tant soit
peu rebelle à l'iodure. »

C'est en effet la restriction qu'il faut faire. Nous
avons vu trop souvent des sarcocèles syphilitiques, manifestations tardives d'une vérole ancienne, ne s'assouplir que lentement avec la médication iodurée, puis fondre, pour ainsi dire, sous
nos yeux, lorsqu'on ajoutait des frictions hydrargiriques, pour ne pas recommander vivement
l'emploi du mercure dès que la guérison semble
se faire attendre. En tous cas, il ne saurait y avoir
d'hésitation lorsque l'orchite est précoce : M. Fournier « qui a recours à l'iodure à toutes les périodes
et contre toutes les formes de la maladie », re-

connaît que le mercure exerce une influence marquée sur l'épididyme secondaire.

En résumé il faudra, d'ordinaire, prescrire le traitement mixte, en commençant par 2 grammes d'iodure, un à chacun des principaux repas; on élèvera progressivement la dose de 50 centigrammes tous les deux ou trois jours, et l'on ne craindra pas d'arriver à 5 ou 6 grammes si la résolution ne s'affirme pas franchement ou si elle éprouvait quelque retard dans sa marche. En même temps, surtout dans la syphilis jeune, le malade prendra 5 à 10 centigrammes de protoiodure de mercure. Peut-être serait-il mieux de remplacer ces pilules soit par un bain au sublimé corrosif, soit par des frictions quotidiennes avec 3 ou 4 grammes d'onguent napolitain sur le scrotum et la partie interne des cuisses. On ne négligera, d'ailleurs, aucune des précautions d'usage.

Le traitement sera continué jusqu'à disparition complète de la tumeur; la glande aura son volume normal; elle sera souple de nouveau; les bosselures auront disparu; la compression des tissus provoquera la sensation caractéristique du testicule pincé; les érections seront fréquentes et le sperme contiendra des animalcules. On pourra proclamer la guérison complète et l'iodure deviendra inutile.

Parfois, il faudra se contenter à moins et suspendre le traitement avant la résolution totale. Il n'est pas rare de voir quelque noyau persister en un point du testicule, sur l'albuginée, dans l'épaisseur du corps d'Highmore. Les indurations se fondent l'une après l'autre, celle-là demeure, et les doses de plus en plus élevées d'iodure ou de mercure échouent invariablement. Pourquoi continuer une médication qui n'est pas sans quelque danger?

Non pas cependant qu'il faille accuser l'iodure de produire l'atrophie de la glande. Ricord proteste vivement contre une pareille assertion. « On a encore confondu ici la maladie avec le remède. L'atrophie, en effet, dépend de la première et non du second, car si un seul testicule est malade, c'est lui seul qui diminue. Dans les états généraux graves, le testicule, comme les autres organes, peuvent maigrir, si l'on veut me passer le mot. Mais au retour de la santé ils reprennent de la force et un développement relatif. L'iodure de potassium, au lieu de diminuer les testicules, peut, en modifiant la santé générale, leur rendre ce qu'ils avaient momentanément perdu. »

II

TRAITEMENT LOCAL

Le traitement local est sans importance : les pommades iodées et iodurées, les onguents de toute sorte peuvent être négligés sans dommage. Peut-être la compression a-t-elle plus de valeur, et la méthode de Fricke a joui de quelque renommée. Voici en quoi elle consiste :

« Après avoir évacué le liquide contenu dans la vaginale, on saisit le testicule et l'on forme, par plusieurs circulaires, un anneau assez serré pour que l'organe ne puisse pas s'y engager et échapper à la compression. Ensuite on enveloppe, par des tours circulaires ou obliques, la tumeur de manière à la serrer uniformément et à la couvrir tout entière. » Il n'est pas impossible que, par ce procédé, on ait hâté la résolution déjà commencée par le traitement général; mais d'habitude il sera pour le moins inutile.

On s'est préoccupé de l'hydrocèle qui complique parfois le sarcocèle syphilitique. Lorsque l'épanchement est volumineux, une ponction est souvent indiquée pour mieux établir le diagnostic; on arrive alors directement sur la glande et la palpation n'est plus voilée par une couche épaisse de liquide. Mais s'il ne s'agit que de thérapeutique, la plupart du temps, l'intervention est inutile, le traitement ioduré résorbe à la fois le néoplasme et la sérosité. En tous cas, si la ponction est jugée nécessaire, l'injection iodée n'est pas de règle, et après évacuation, l'hydrocèle ne se reproduit pas. « En ce qui me concerne, écrit M. Fournier, je déclare n'en avoir pas vu jusqu'à ce jour qui ait persisté après résolution du sarcocèle. »

La gomme suppurée du testicule et les fistules consécutives ne réclament pas un traitement distinct; l'iodure les guérit rapidement. Dans toutes nos observations nous avons vu la tumeur, jusque-là stationnaire, se modifier rapidement sous son influence. Le mort se détache du vif; le bourbillon s'expulse, la suppuration se tarit, les bourgeons granulent et la cicatrisation est rapide. Nous pourrions choisir au hasard : chez notre pilote d'Ithaque, le foyer caséeux, ouvert depuis longtemps, n'avait aucune tendance à la guérison. Quelques grammes d'iodure, et en moins d'une semaine l'orifice était refermé.

Avant le ramollissement complet de la gomme, une intervention énergique peut provoquer la résorption. Nous avons observé deux faits de ce genre; dans un de nos cas même les altérations étaient fort avancées; déjà la bosselure adhérait aux téguments épaissis, la peau était œdémateuse et rouge, et au premier abord on pensait qu'un foyer purulent allait s'ouvrir. Mais le sirop de Gibert eut raison de ces signes menaçants, et rougeur, épaississement, œdème, tout disparut, jusqu'aux adhérences de la gomme et des enveloppes du testicule.

D'autres fois le traitement modifie la glande envahie, mais la gomme continue son évolution et s'ouvre à l'extérieur. Il s'agit alors de foyers complètement ramollis, lorsqu'on institue le traitement. N'en fut-il pas ainsi dans le fait de M. Terrillon? Le testicule est volumineux; en un point se fait une adhérence, et les téguments rougissent; on prescrit l'iodure de potassium; les tissus s'assouplissent sur le pourtour de la gomme échauffée « qui s'énuclée, pour ainsi dire, du parenchyme naguère ligneux, mais normal maintenant, sur lequel elle s'appuie ». La perforation allait se faire; une incision fut pratiquée qui donna issue au bourbillon caractéristique.

L'origine syphilitique du fongus a été longtemps méconnue; aussi les chirurgiens ont pu inventer, pour le guérir, de nombreux procédés, dont quelques-uns d'une ingéniosité parfaite, mais tous complètement inutiles. On conseillait, dans certainscas, l'excision, l'abrasion, la cautérisation des masses exubérantes; on employait le bistouri, le cautère, l'écraseur, le serre-nœud. Ou bien, lorsqu'il s'agissait de hernie du testicule, on proposait la dissection habile de lambeaux scrotaux destinés à entourer de nouveau la glande échappée de ses enveloppes.

Telle est la méthode de Syme, d'Édimbourg: « Il excise circulairement autour de la tumeur, lisons-nous dans Curling, en prolongeant son incision en haut et en bas de manière à lui donner une forme elliptique; puis il dissèque de chaque côté les téguments et les ramène sur le fongus, où il les fixe par des points de suture. Le scrotum est enfin soutenu par du diachylon et un bandage... La surface du fongus recouverte de granulation s'unit aux téguments... » En trois ou quatre semaines la cicatrisation serait effectuée.

Il n'est pas besoin d'opération sanglante et, avec l'aide de l'iodure de potassium, la nature y suffit. Lorsque le fongus est profond, le mécanisme est des plus simples ; les bourgeons qui s'étalent à la surface du scrotum s'affaissent et se réunissent en une membrane granuleuse qui se rétracte peu à peu ; elle affleure bientôt les téguments auxquels elle s'unit, et la tumeur a disparu. Parfois cependant, le granulome persiste, ou sa disparition paraît trop lente ; nul inconvénient alors d'enlever les parties saillantes avec la ligature élastique, le fer rouge ou le bistouri. Qu'importe au malade la conservation de ce tissu végétant?

Mécanisme semblable pour la guérison du fongus superficiel. Le testicule est hernié ; son albuginée mise à nue végète, et ses bourgeons forment bientôt une membrane granuleuse contiguë à l'anneau que forme le scrotum en arrière de la glande ; les bourgeons de l'albuginée et ceux des téguments ne tardent pas à se confondre en une nappe unique. Aussi, lorsque la rétraction commence, les enveloppes sont attirées concentriquement et peu à peu recouvrent le testicule. Les tuniques parcourent, en sens inverse, pour entourer de nouveau le testicule, le chemin qu'elles avaient suivi pour le dénuder. Qu'est-il besoin de la méthode de Syme? Le processus cicatriciel se charge de l'autoplastie.

Mais, pour que cette cicatrisation ait lieu, le traitement spécifique est indispensable; son influence se fait rapidement sentir, et quelques semaines suffisent à la guérison. Le succès est si marqué, dans toutes les manifestations syphilitiques dont le testicule est le siège, orchite scléreuse, gomme suppurée, fistule et fongus, qu'ici plus que partout ailleurs on peut s'écrier : « Lorsqu'on lui découvre une tumeur, heureux le malade qui a eu la vérole! »

RECUEIL D'OBSERVATIONS

I

Orchite syphilitique à début franchement inflammatoire.

II

Gomme suppurée de l'albuginée et du testicule.

III

Fongus syphilitique.

ORCHITE SYPHILITIQUE

A DÉBUT FRANCHEMENT INFLAMMATOIRE

OBSERVATION I

Orchite syphilitique d'allure inflammatoire. — Récidive. — Guérison par le traitement mercuriel. — Persistance d'un noyau induré dans le bord postéro-supérieur du testicule droit.

(Obs. inédite de MM. Reclus et Le Prévost.)

X..., Eugène, âgé de 17 ans, est entré une première fois à l'hôpital du Midi, dans le service de M. Horteloup, le 24 novembre 1880. Il était atteint d'un chancre syphilitique situé dans le sillon balano-préputial, avec adénapothie inguinale. Des accidents secondaires : — roséole, plaques pharyngiennes, syphilides papulo-squameuses, —. ne tardèrent pas à se montrer. Grâce au traitement, il sort guéri au bout de quelques jours.

Le 8 février 1881, il est de nouveau admis à l'hôpital, et c'est alors que nous le voyons pour la première fois. C'est un jeune homme de haute taille, brun, vigoureux. Dans ses antécédents de famille, rien de suspect. Chez lui-même, aucune trace de tuberculose. On peut voir la cicatrice du chancre dont la base est encore notablement indurée. L'engorgement ganglionnaire persiste. Les amygdales sont couvertes d'ulcérations grisâtres, étendues, gênant considérablement la déglutition. Sur le thorax, les bras et les jambes, quelques syphilides papulo-squameuses.

Ce qui détermine le malade à rentrer à l'hôpital, c'est une douleur au testicule droit avec irradiations dans le cordon, qu'il a ressentie pour la première fois il y a dix jours environ, douleur telle que la pression la plus légère ne peut être supportée. La marche est presque impossible, et le moindre froissement de la glande pendant la nuit réveille le malade. Tous les points du testicule et de l'épididyme sont également douloureux.

Le testicule droit est légèrement augmenté de volume. Son accroissement est surtout appréciable quand on le compare à celui du côté opposé. Sa consistance est plus dure, mais inégale et surtout marquée au niveau du bord postéro-supérieur, dans le point qui répond au rete testis. Là on sent sous le doigt une petite tumeur arrondie, de la grosseur d'un noyau de cerise, faisant corps avec le testicule et soulevant l'épididyme. Du reste, testicule et épididyme sont confondus et comme soudés ensemble. Le malade nous affirme que cette tumeur est survenue en même temps que la douleur dont nous parlions.

La peau du scrotum est saine; elle n'est ni adhérente ni épaissie. La prostate est normale.

On ordonne des pilules de protoiodure, des frictions mercurielles et des bains de sublimé.

Les douleurs disparaissent et le testicule revient à son volume normal, avec persistance du noyau induré. Le malade allait sortir de l'hôpital lorsqu'il est pris de douleurs vives dans le testicule gauche. Le scrotum est rouge. Au niveau du bord postéro-supérieur du testicule il existe une induration semblable à celle du côté opposé.

Le traitement mercuriel est continué. Au bout de quatre jours, toute trace d'inflammation a disparu à gauche.
On constate toujours à droite le noyau induré. Le malade quitte l'hôpital, et y rentre trois semaines après pour
une nouvelle orchite comparable à l'orchite blennorrhagique, par son intensité. Il n'existe cependant pas d'écoulement uréthral. Le scrotum est rouge et tuméfié. Le
testicule droit, augmenté de volume, est le siège de douleurs vives qui s'irradient jusque dans la région lombaire.
Il y a un peu d'hydrocèle.

Le malade est de nouveau soumis au traitement mercuriel et, le 26 avril, un peu plus de trois semaines après
sa rentrée, il sort guéri, conservant toujours, il est vrai,
une induration notable au niveau du bord postéro-supérieur de son testicule droit.

OBSERVATION II

*Orchite syphilitique d'allure inflammatoire. — Guérison par
le traitement mercuriel.*

(Résumé d'une observation prise dans l'*Atlas
iconographique* de Ricord.)

W..., âgé de 25 ans, serrurier, est entré à l'hôpital du
Midi le 25 septembre 1846. Sa constitution était bonne;
ses parents étaient sains. En 1840, il contracta un chancre qui avait le gland pour siège; l'induration se ma-
nifesta bientôt et devint très prononcée. Ganglions inguinaux engorgés des deux côtés, mais indolents. Sous
l'influence d'un traitement par des pilules, le chancre
fut cicatrisé en trois semaines. En 1841, ulcération des
amygdales et roséole confluente. Après trois semaines

de traitement par la liqueur de Van Swieten, l'éruption cutanée disparut. Le malade suspendit alors le mercure, et fut bientôt atteint d'une iritis double qui guérit par le traitement mercuriel au bout de cinq mois. Les apparences de la santé se maintinrent jusqu'en 1843, où, *sans autre cause que la persistance de la diathèse,* le testicule droit devint tout à coup volumineux et douloureux; il y avait en même temps, du côté correspondant au testicule malade, des douleurs lombaires qui s'exaspéraient pendant la nuit.

W... entra à l'hôpital du Midi pour cet accident, et je pus constater l'état suivant : Le testicule droit avait triplé de volume, sa forme était ovoïde à grosse extrémité inférieure; il était lourd, d'une égale densité partout, et sa surface était lisse. On ne pouvait distinguer l'épididyme, mais le canal déférent et tous les autres éléments du cordon ne présentaient aucune altération. La pression occasionnait de la douleur. La peau du scrotum était normale, et l'accroissement de volume du testicule s'était effectué en moins de quinze jours. Des frictions mercurielles sur les bourses et des pilules de protoiodure suffirent pour amener la guérison de ces accidents dans l'intervalle d'un mois......

Un fait important à noter et qui se rencontre quelquefois portant, c'est la brusquerie d'invasion avec laquelle le sarcocèle syphilitique s'est développé. Ordinairement insidieux dans ses débuts, lent dans sa marche, indolent de sa nature, employant des mois et même des années à parcourir ses phases, il n'attaque que partiellement un seul ou les deux testicules; mais, comme dans le cas dont il s'agit, il peut affecter le testicule dans sa totalité par une sorte de fluxion aiguë; d'où l'on peut admettre deux variétés du sarcocèle syphilitique, l'une aiguë et l'autre chronique. La première variété est le plus souvent accompagnée de douleurs directes ou sympathiques faciles à confondre avec celles que détermine l'orchite inflammatoire simple, si l'on ne tenait compte des conditions dans lesquelles la maladie est née.

La seconde variété pourrait être confondue avec le sarcocèle scrofulo-tuberculeux et avec les différentes variétés de cancer du testicule, ou bien encore avec l'hématocèle par les observateurs inattentifs. Mais la symptomatologie que nous avons établie et les signes que nous avons fait ressortir serviront toujours pour le diagnostic différentiel.

GOMME SUPPURÉE

DE L'ALBUGINÉE ET DU TESTICULE

OBSERVATION I

Gomme des deux testicules. — Infiltration complète de la glande droite transformée en une masse ramollie et bour-billonneuse. — Gomme circonscrite du testicule gauche.

(Observation personnelle.)

Moret, Charles, cordonnier, âgé de 68 ans, entre le 10 août 1877 dans le service de M. Dumontpallier pour des accidents multiples d'origine cérébrale.

On constate un affaiblissement des quatre membres, plus accentué du côté droit; et même, au bout de quelques jours, la parésie gauche disparaît et une hémiplégie droite des plus franches s'établit définitivement. Bientôt apparut une escharre au sacrum, large et profonde surtout du côté paralysé. Des lésions semblables envahissent rapidement la région trochantérienne du même côté. Enfin une pneumonie hypostatique du poumon droit se déclare, et le malade succombe le 30 janvier 1878. L'autopsie présentait un grand intérêt, car on avait observé une double tumeur des testicules, dont il fallait déterminer la nature.

Nous serons bref pour la description des organes autres que la glande spermatique. Dans le *cerveau* on trouve
une dégénérescence athéromateuse de la plupart des artères ; l'hémisphère gauche, au niveau du centre ovale
de Vieussens, nous offre un foyer de ramollissement fort
étendu et formé par la réunion d'une série de foyers secondaires, variant du volume d'un petit pois à celui d'une
noisette ; ils sont remplis d'un liquide séreux, presque
incolore. Les *poumons* sont congestionnés dans leurs
deux tiers inférieurs, surtout à droite. Il n'y existe en
aucun point des traces de tubercules. Le *cœur* et l'*aorte*
sont athéromateux ; le *foie*, les *reins*, la *rate* sont sains.
La *prostate* n'est le siège d'aucune lésion appréciable.

Les tuniques des bourses sont des deux côtés fort
épaisses ; elles forment une sorte de membrane unique,
résistante, de consistance fibro-cartilagineuse, surtout
en arrière, où elles constituent une coque qui se confond
avec l'épididyme et en triple certainement le volume.
Le canal déférent et les vaisseaux du cordon sont perdus
dans cette masse et, pour les retrouver, une dissection
attentive devient nécessaire.

L'épididyme droit, qui, au premier abord, semble se
dessiner avec sa forme normale, se confond en plusieurs
points avec les tissus hypertrophiés et, au niveau de sa
tête, se trouve une masse infiltrée, jaunâtre, du volume
d'une grosse amande, dont une partie est juxtaposée à
l'épididyme, mais dont une autre partie pénètre dans
l'organe lui-même, qui, sur une coupe, nous montre la
traînée morbide jaune et résistante continue avec la
masse extra-glandulaire. Lorsqu'au milieu du tissu
fibreux on a sculpté le canal déférent et la queue de l'é-
pididyme, ils nous apparaissent avec les caractères observés sur l'organe sain. La gomme ne les a point envahis ;
elle s'est arrêtée vers la partie moyenne de l'épididyme.

La cavité vaginale du testicule droit a complètement disparu : les deux feuillets séreux se sont adossés l'un à l'autre. Le testicule, du volume d'un œuf de poule, est recouvert par une albuginée d'une épaisseur presque normale, sans plaques ou saillies d'aspect cartilagineux, mais des vaisseaux y dessinent en plus grand nombre des arborisations flexueuses et gorgées de sang. Cette albuginée se sépare assez facilement du tissu séminal sous-jacent et, dans les tractions qu'on opère, on étire les tubes de la glande.

Sur une coupe verticale et antéro-postérieure, nous voyons le testicule transformé en une vaste poche dont le contenu rappelle un foyer de ramollissement cérébral. La substance molle n'est pas homogène; en certains points ce sont des grumeaux plus résistants au milieu d'une matière diffluente. Ces bourbillons ou grumeaux méritent une description spéciale : leur centre est ramolli, diffluent; mais à leur périphérie la consistance s'accroît et nous avons une couche de 4 à 5 millimètres d'épaisseur, d'apparence un peu lardacée. Certaines portions sont d'un jaune mat et d'autres d'un bleu transparent ou gélatineux, ce qui leur donne un aspect un peu chatoyant.

La masse centrale bourbillonneuse et semi-liquide est enveloppée par l'albuginée doublée par une couche de substance glandulaire qui, refoulée par le tissu morbide, semble avoir été tassée contre la membrane fibreuse. Son épaisseur est variable; généralement de 6 millimètres environ, elle s'amincit vers le bord postérieur, dans les points qui confinent à l'épididyme. En certains points même les tubes séminifères ont disparu et les masses gommeuses adhèrent à l'albuginée, la refoulent et même la détruisent par une sorte d'ulcération; aussi voyons-nous des petits champignons jaunes, irréguliers, du vo-

lume d'un pois, faire saillie au milieu du testicule en soulevant les feuillets épaissis de la vaginale. Lorsqu'on
détache l'albuginée des parties sous-jacentes, elle est
trouée par des pertes de substance à contour irrégulier.

En résumé, nous trouvons dans ce testicule, en allant
du centre à la périphérie : 1° des bourbillons à centre
diffluent, à couche périphérique plus résistante, lardacée, d'aspect mat et translucide ; 2° entre ces bourbillons
ou grumeaux une substance molle et liquide ; 3° l'albuginée doublée par une couche de filaments glandulaires, tassés et refoulés, d'une épaisseur variable,
manquant en certains points qui correspondent à des
pertes de substance du véritable tissu de l'albuginée.
Cette couche du reste est un peu scléreuse, et le tissu
conjonctif qui entoure les tubes séminifères est plus
dense et plus résistant que dans une glande normale.

Le testicule gauche est d'un tiers moins volumineux
que le droit. Cependant nous trouvons ici le même épaississement des tuniques d'enveloppe, la même coque fibreuse périépididymaire et la même fusion des feuillets
de la vaginale. En un point où l'adhérence entre le feuillet viscéral et le feuillet pariétal n'est pas complet, nous
trouvons une petite végétation du volume et de la forme
d'une lentille, implantée par une partie de sa circonférence ; elle est molle et sa surface est parcourue par de
riches arborisations vasculaires.

Le canal déférent et l'épididyme paraissent normaux.
Les lésions portent sur le testicule proprement dit. Lorsqu'on fait une coupe antéro-postérieure et verticale, on
trouve au centre de l'organe une tumeur arrondie, du
volume d'une grosse noisette ; elle est régulièrement sphérique et, du centre à la circonférence, présente en tous
points la même coloration qui diffère essentiellement de
la teinte que présente les tubercules crus. En effet, au

lieu d'être mate, elle est un peu chatoyante, et l'on aperçoit, par un examen minutieux, des travées fibreuses blanchâtres semi-transparentes enchevêtrées en divers sens et circonscrivant des espaces où est contenue une substance plus jaune et opaque. Cette tumeur dure et sèche, et que l'ongle n'entame pas, fait saillie sur la surface de section et proémine comme si elle était refoulée par les portions saines de l'organe.

La gomme est très nettement limitée par une membrane d'enveloppe. De légères tractions rompent des travées cellulaires, et on énucléo la tumeur de sa loge formée de tissu conjonctif lâche, au milieu duquel rampent des vaisseaux en grand nombre. La substance blanc jaunâtre de la gomme se déchire avec la pince.

Le tissu glandulaire qui circonscrit la tumeur a subi des modifications remarquables. Il enveloppe la gomme de toute part; mais, tandis que dans le segment antérieur du testicule son épaisseur est de 12 millimètres environ, elle n'est plus que de 5 dans le segment postérieur. Les couches qui adhèrent à la gomme sont d'un blanc rosé, et formées de tissu cellulaire sur la coupe duquel s'ouvrent les orifices d'un très grand nombre de vaisseaux sectionnés. Il y a là une sclérose évidente. Du reste, il semble s'être fait comme une série de couches concentriques autour du néoplasme. Vers la périphérie, le tissu sclérosé disparaît progressivement et les tubes séminifères d'apparence normale s'étirent avec facilité.

En résumé, pour ce second testicule, du centre à la périphérie on trouve : 1° une tumeur d'un blanc jaunâtre, du volume d'une grosse noisette et nettement enkystée par une couche celluleuse vasculaire; 2° une série de couches concentriques formées par la sclérose du tissu testiculaire proprement dit; 3° enfin, à la périphérie, sous

la tunique albuginée, les tubes séminifères semblent
normaux.

M. Malassez a fait l'examen du testicule gauche, et
voici ce qu'il a constaté : — Les tubes séminifères sont
séparés les uns des autres par une couche de tissu fibreux ; leur membrane propre est epaissie, leur lumière
aplatie, oblitérée par des débris épithéliaux en dégénérescence graisseuse. Au voisinage de la gomme, les tubes
séminifères ont disparu, et on ne trouve plus que des
fibres lamellaires assez riches en cellules ; la disposition
des lamelles est parallèle à la surface de la tumeur. Celle-
ci est constituée par des granulations jaunâtres, au milieu desquelles on distingue çà et là, principalement à la
périphérie, quelques noyaux, quelques faisceaux conjonctifs qui ont résisté à la dégénérescence. On trouve
aussi des déchets de vaisseaux, mais nulle part des tubes
séminifères. Il n'y a pas de cellules géantes.

OBSERVATION II

*Accidents syphilitiques multiples. — Atrophie du testicule
gauche. — Gommes ramollies du testicule droit. — Mort.
— Autopsie. — Examen anatomique.*

(Résumé d'une observation de M. Brissaud.)

Cautain Gustave, cordonnier, âgé de 35 ans, entre le
25 mars 1881, salle Saint-Éloi, lit n° 9. A 22 ans, il contracta un chancre induré compliqué de phagédénisme, et
aujourd'hui il ne lui reste qu'une petite portion de la
verge ; le gland et la partie antérieure des corps caver-
neux ont disparu. Depuis cette époque, il eut constam-

ment des accidents syphilitiques, éruptions cutanées, angines ulcéreuses, exostose et gomme du tibia droit, sans qu'il jugeât à propos de se soigner. Il tousse depuis quelques mois, sans avoir jamais craché de sang; il a considérablement maigri et présente tous les signes de la plus profonde cachexie. Il se plaint de violentes céphalées nocturnes, et on constate de la périostite au niveau du tibia gauche et de l'extrémité inférieure du cubitus droit, et du gonflement aux trois derniers métacarpiens de ce dernier côté.

Les poumons présentent des signes d'induration, et même de ramollissement au sommet droit.

Le testicule droit a son volume normal; le gauche est atrophié. Pas de douleurs.

On donne au malade deux pilules de Sédillot et 2 grammes d'iodure de potassium. Sous leur influence, la céphalalgie disparaît; le gonflement des os diminue. Mais le malade continue à tousser; il refuse de continuer son traitement; sa respiration devient caverneuse; il s'affaiblit de plus en plus et meurt le 10 mai.

Autopsie.— Rien au *cerveau* ni au *cœur*. Les deux feuillets de la *plèvre gauche* sont soudés. Le *poumon* de ce côté est réduit à la moitié de son volume normal. Le sommet présente les altérations de la pneumonie chronique; il est dur, fibreux, criant sous le scalpel. Nulle part il n'y a de trace de tubercule. A droite, pas de symphyse pleurale, si ce n'est à la partie supérieure. Les lésions du poumon sont limitées au sommet, où il y a de la dilatation bronchique et de la pneumonie chronique. Au point de jonction du lobe supérieur avec le lobe moyen, au centre du parenchyme et auprès d'une petite bronche, existe une cavité ovalaire qui pourrait loger une noisette.

Les *reins* paraissent normaux. La *rate*, petite et rétractée, porte à son sommet une cicatrice qui s'enfonce

d'un centimètre dans l'épaisseur de l'organe et paraît formée de tissu scléro-gommeux. Le *foie*, dont le volume est
normal, présente en différents points de sa surface des
dépressions peu profondes, formées sur la coupe de tissu
fibreux rétracté.

Le cinquième métacarpien droit, mince et friable, est
creusé à sa partie moyenne d'une cavité dont le contenu
est rougeâtre et fongueux.

Les testicules sont particulièrement intéressants. Le
testicule gauche a le volume d'une grosse fève. Les deux
feuillets de la vaginale sont adhérents. L'albuginée est
lisse dans toute son étendue, sauf en deux points, où elle
présente deux petites saillies fibreuses. Le testicule et
l'épididyme sont également atrophiés. Sur une coupe, le
tissu de la glande a un aspect scléreux; il est impossible
d'étirer le moindre filament; les tubes séminifères ont
complètement disparu.

Le testicule droit a tout au plus son volume normal.
Les deux feuillets de la vaginale sont unis par des tractus
cellulaires lâches. L'épididyme, légèrement induré,
étreint par une coque fibreuse épaisse, présente, malgré
cela, peu d'altération. Il n'y a nulle part de noyau gommeux; pas de saillies hémisphériques ni de plaques dures.
La surface du testicule est lisse. A la partie supérieure du
bord antérieur existe une bosselure de la grosseur d'une
noisette, qui bombe en ce point, et dont la consistance
est plus grande encore que celle du tissu sclérosé environnant. A ce niveau, l'adhérence entre les enveloppes
du testicule, les feuillets de la vaginale et l'albuginée
est plus intime; la vascularisation y est plus abondante
et les tissus sont évidemment le siège d'un commencement d'inflammation.

Lorsqu'on palpe le testicule, on le trouve de consistance élastique, résistant. En deux points, on sent des

tumeurs, l'une que nous avons déjà signalée, l'autre plus petite, du volume d'un petit pois, située à peu près au centre de l'organe. Leur dureté est fort grande; elles semblent mobiles et l'on fait rouler sur elles le tissu environnant.

Sur une coupe verticale et antéro-postérieure, le parenchyme glandulaire, d'un rose nacré avec quelques teintes laiteuses, nous apparaît avec tous les caractères de la sclérose. A peu près dans toute son étendue, on reconnaît les tubes séminifères, mais ils sont grêles, atrophiés, enserrés dans une gangue fibreuse qui s'épaissit en travées blanchâtres. Ces travées partent du rete testis et divergent vers la périphérie du testicule. Nulle part, vers le centre, on ne peut étirer les canalicules spermatiques, bien qu'ils soient reconnaissables. A la partie supérieure et à la partie inférieure de la coupe, il y a des îlots de substance séminifère qui semblent à peu près sains.

C'est au milieu de ce tissu sclérosé que nous trouvons les deux foyers gommeux. Nous n'en reproduisons qu'un dans nos planches, parce que la coupe qui a divisé le plus gros a laissé le plus petit intact dans l'une des moitiés de la glande. La plus grosse tumeur se présente sous l'aspect d'une masse jaune, du volume d'un noyau de cerise. Le centre est constitué par une matière blanchâtre et caséeuse, agglomérée en grumeaux assez volumineux qu'entraîne facilement un filet d'eau. La gomme forme alors une caverne irrégulière, anfractueuse et tapissée par un tissu blanc jaunâtre, lardacé, de plus en plus ferme à mesure qu'on se rapproche de la périphérie. L'épaisseur de ces parois varie de 1 à 3 millimètres, suivant que le ramollissement les a plus ou moins désagrégées. Elles se continuent d'ailleurs par transition insensible avec le parenchyme sclérosé qui enveloppe le

syphilome de plusieurs lames conjonctives concentriques.
— Nous trouvons un aspect et une structure semblables
à la plus petite gomme. Au centre, même substance ramollie; mêmes parois lardacées et mêmes enveloppes
scléreuses. La tumeur, saisie avec une pince, peut être
énucléée; les tractus fibreux unissant les lames concentriques qui enkystent le syphilome ne sont pas très
résistants et se déchirent avec une certaine facilité.

OBSERVATION III

Gomme du testicule droit. — Adhérence au scrotum, rougeur
et menace de suppuration. — Traitement antisyphilitique.
— Résorption de la tumeur.

(Observation personnelle.)

Damance, Auguste, maçon, âgé de 42 ans, entre au Midi
dans le service de M. Horteloup, suppléé par M. Reclus,
pour une syphilis bien caractérisée.

D'une santé robuste, il n'a jamais fait de grandes maladies. A 26 ans, en garnison à Lyon, il a eu des fièvres
intermittentes pendant six semaines. Il tousse un peu
l'hiver, mais il n'a jamais craché de sang; l'auscultation
est négative. Du reste, pas d'antécédents de famille; sa
mère vit encore ; son père est mort paralysé.

En novembre 1876, première atteinte de la syphilis.
Il entre à l'hôpital pour un chancre induré ; il y revient
le 7 février 1877, et nous trouvons sur sa pancarte de
l'époque : « Pléiade ganglionnaire indolente; syphilides
papulo-hypertrophiques ulcérées; roséole maculeuse. »
Il sort le 20 mars de la même année et revient le 6 juin
pour « des syphilides érosives des bourses et de l'anus;

roséole et syphilides papuleuses discrètes; plaques opalines des lèvres et de la langue ; blennorrhagie depuis un mois ». Il ne reste qu'une quinzaine de jours à l'hôpital.

Il nous raconte que deux ans après, à la fin de mai 1879, trois mois avant sa dernière rentrée à l'hôpital, la bourse droite prit un volume considérable; le testicule avait doublé de volume, et ce gonflement s'accompagnait de souffrances telles, que le malade vint à la consultation ; on lui ordonne de l'iodure de potassium ; la douleur disparaît et la tumeur diminue. Mais en juillet il cesse le traitement à cause de maux d'estomac, et les accidents reparaissent aussitôt: vives douleurs, induration nouvelle, et le malade s'aperçoit qu'à droite, en avant de la bourse, se fait un gonflement limité, qui bombe en soulevant la peau rouge et épaissie. Des syphilides ulcérées se montraient en même temps sur le pourtour de l'anus, la cuisse, la jambe et les bras. Le malade se décide à rentrer à l'hôpital au mois d'octobre, et voici l'état que nous constatons :

Le testicule gauche est souple, mais petit, peut-être un peu atrophié par l'usage de l'iodure de potassium; il possède sa sensibilité normale. Le droit est bien différent: la bourse est beaucoup plus volumineuse. En avant se trouve la tuméfaction inflammatoire que nous avons déjà signalée; elle forme une saillie de la largeur d'une pièce de 40 sous et dont la rougeur tranche sur les téguments voisins. Cette tumeur, comme le démontre la palpation, s'enfonce dans les tissus et s'appuie par une large implantation sur le testicule avec lequel il se confond ; ou plutôt, développée sur la glande spermatique, la tumeur a soulevé les enveloppes enflammées et pointe sous la peau. Elle est d'une dureté cartilagineuse, inégale, parsemée de petites végétations de la grosseur d'un grain de chènevis.

La cavité vaginale persiste ; les feuillets ne sont soudés qu'au point où existe la tumeur ; le liquide qui la remplit est assez peu abondant pour permettre l'exploration du testicule ; il est lui-même bombé et dur, confondu avec l'épididyme. On ne saurait distinguer l'une de l'autre les deux parties de la glande.

Le traitement mixte est institué : iodure de potassium à haute dose et bain au sublimé. Sous leur influence les syphilides disparaissent rapidement ; le liquide de la vaginale se résorbe, et la peau, qui, au niveau de la gomme, était épaissie, ridée, rouge, s'assouplit un peu ; mais elle n'en reste pas moins adhérente à la tumeur dont elle fait partie. Le testicule est moins dur ; il recouvre même sa souplesse en bas et la pression y détermine la douleur caractéristique.

Enfin, au bout de quinze jours, la tumeur se modifie ; sa surface scrotale reste aussi large ; de même pour l'implantation sur le testicule ; mais la partie moyenne diminue, et il se forme comme une gorge de poulie qui peu à peu s'effile, et, lorsque le malade quitte l'hôpital, on ne trouve plus, pour relier la plaque indurée des tuniques scrotales avec la tumeur du testicule, qu'une sorte de cordon fibreux de l'épaisseur d'une plume d'oie.

Le 16 novembre, le malade, que nous revoyons et qui a continué l'iodure de potassium, présente encore une amélioration notable. Au premier aspect, les deux bourses semblent avoir le même volume. Elles ont leur couleur normale ; seulement la peau est un peu moins souple au niveau du point où la gomme faisait saillie. Et si l'on palpe le testicule droit, on retrouve la tumeur, moins grosse, il est vrai, et qui n'atteint guère que le volume d'une noisette ; elle est conique et se termine par un filament délié, de consistance fibreuse et qui se dirige vers les téguments, mais sans les atteindre, car ils glissent facilement sur elle. Nous avons là le vestige du cordon fibreux qui, à une époque de l'évolution de la gomme, réunissait la tumeur et les enveloppes infiltrées.

OBSERVATION IV

Double sarcocèle syphilitique. — Gomme suppurée du testi-cule droit. — Expulsion d'un bourbillon. — Traitement par l'iodure de potassium et le mercure. — Guérison.

(Observation personnelle.)

Stasato, Parro, pilote, âgé de 37 ans, né à Itaque (Grèce), vient à Paris, à l'hôpital de Lariboisière, pour se faire soigner par M. Panas; il entre à la salle Saint-Honoré, le 16 janvier 1878.

Cet homme nous raconte qu'il a eu la syphilis à 22 ans, et sur le bord supérieur du gland nous retrouvons la trace du chancre induré. Du reste le malade a eu de fréquentes angines, une ulcération rebelle de la commissure labiale gauche, une éruption croûteuse dans les cheveux, et actuellement des exostoses douloureuses sur le sternum et les deux tibias.

Il y a quinze mois environ il ressentit, en même temps que des douleurs généralisées attribuées alors à un rhu-matisme articulaire, une vive souffrance dans le testicule droit; elle s'irradiait dans l'aine et la cuisse correspon-dantes. Au bout de deux mois les douleurs des membres disparaissaient; mais le testicule commença à gonfler et bientôt atteignit le volume d'un gros citron. Quatre mois après, neuf par conséquent avant l'entrée du malade à l'hôpital, le testicule gauche se prend à son tour et acquiert en peu de temps le volume de son congénère.

Stasato s'inquiète d'autant plus que les douleurs testiculaires sont presque intolérables. Il consulte un médecin, qui applique des sangsues sur le scrotum ; une de leurs piqûres provoque une hémorrhagie que l'on arrête par une cautérisation au nitrate d'argent ; comme conséquence, on voit apparaître, dans les deux aines, des bubons dont l'un s'ouvre à l'extérieur et suppure. Les douleurs cependant ne s'apaisent pas, et deux mois et demi avant l'entrée du malade à l'hôpital les piqûres de sangsues, qui s'étaient cicatrisées, s'ulcèrent en trois points et forment trois petites plaies dont la réunion détermine une solution de continuité de la largeur d'une pièce de 5 francs. C'est alors que Stasato, lassé d'un inutile traitement, se décide à venir en France pour consulter M. Panas.

Dès son entrée à l'hôpital, voici ce que nous constatons : à gauche existe une tumeur du volume d'un œuf, oblongue et fluctuante. L'hydrocèle est manifeste et le liquide forme une couche d'une épaisseur d'un centimètre environ. Lorsqu'on la déprime, on arrive sur la glande, qui est de grosseur à peu près normale, mais dure, résistante et altérée dans sa forme. L'épididyme et le testicule sont confondus en une masse unique, et à leur surface existent de petites saillies mamelonnées et de petites plaques de consistance cartilagineuse. Le cordon est normal ; le scrotum a sa coloration habituelle.

La partie droite du scrotum est beaucoup plus intéressante ; elle est, dans son ensemble, du volume d'un citron. Manifestement fluctuante à sa partie supérieure, elle est en bas dure et comme pierreuse. Une ponction pratiquée en haut et en avant donne issue à un liquide citrin. Il paraît évident, après son évacuation, que les

feuillets de la vaginale, adhérents en bas, s'étaient au
contraire laissé distendre et séparer en haut par une
hydrocèle enkystée. Le testicule, facilement exploré, ne
fait qu'un avec l'épididyme ; la glande entière est résistante, bosselée, peut-être même un peu atrophiée.

C'est au niveau de ce testicule droit que se trouve cette
ulcération des bourses dont nous avons déjà parlé. Elle
occupe la partie moyenne de la face antérieure du scrotum. Son plus grand diamètre, le transversal, mesure
5 centimètres, tandis que le vertical n'en a guère que 2.
Assez superficielle en dehors, où les tuniques externes
seules semblent détruites, elle se creuse tout à coup en
dedans et s'enfonce de plus de 2 centimètres à travers les membranes et le testicule lui-même. Les bords
de l'ulcération sont, en ce point, rouges, tuméfiés, taill-
lés à pic, recouverts de sanie, mais aussi parsemés de
quelques rares bourgeons charnus. Au fond de ce cratère on aperçoit une masse jaunâtre, filamenteuse, dont
les détritus s'enlèvent facilement avec une pince ; mais
sous les premières couches on en trouve de nouvelles qui
s'exfolieront à leur tour, et se désagrégeront molécule
par molécule. Cette masse, la palpation montre qu'elle
correspond à la partie antérieure et moyenne de la
glande spermatique. Il est difficile de déterminer jusqu'à quelle profondeur s'enfonce la matière gommeuse ;
mais la cupule de l'ulcère, après détersion des couches
superficielles de la subtance de la gomme, est plus d'un
centimètre au-dessous de la surface présumée de l'albuginée.

Le malade avait déjà été traité par l'iodure de potassium, mais à faible dose et d'une manière peu régulière.
On commence par lui en administrer 2 grammes et l'on
pratique en même temps des frictions mercurielles. Sous
cette double influence, l'ulcération se rétrécit si rapide-

ment, qu'en deux jours sa surface a diminué de moitié ;
les bords se rapprochent, et bientôt on ne trouve plus
qu'une sorte de trajet fistuleux, peu humide et au fond
duquel on aperçoit encore de la matière jaunâtre. L'hydrocèle elle-même se résorbe et l'on sent les testicules
moins bosselés et souples en certains points. Les adhérences des tuniques scrotales à la glande sont moins larges, et déjà, à la place de l'ulcération, il n'existe plus
qu'un cordon fibreux qui marque le trajet de la fistule.

L'amélioration d'ailleurs s'arrête là ; les deux glandes
conservent encore une certaine dureté ; elles n'ont point
repris leur souplesse normale, et on trouve encore à
leur surface quelques dépressions et quelques saillies.
Les douleurs ont disparu ; l'ulcère s'est cicatrisé, les
exostoses se sont résorbées. Le malade se trouve guéri,
et quitte l'hôpital trop tôt pour que nous puissions constater si les désirs vénériens, très affaiblis depuis un an,
ont repris quelque peu de leur intensité primitive.

OBSERVATION V

*Gomme suppurée du testicule droit. — Évolution complète. —
Sortie du bourbillon. — Tendance à la formation d'un
fongus. — Traitement antisyphilitique. — Guérison rapide.*

(M. Terrillon ; *Progrès médical,* 2 février 1878.)

D..., Joseph, âgé de 51 ans, entre à l'hôpital tempo-
raire, le 20 juillet 1877, pour une affection des bourses.

Le malade nous raconte qu'en 1875 survint au niveau
du frein, très près du méat, un chancre unique, suppurant peu et qui guérit assez facilement. On en voit ac-

tuellement la trace faible, mais évidente. Il eut quelque temps après des plaques dans la gorge, puis des croûtes dans les cheveux, enfin des boutons rebelles sur les jambes et sur le tronc. Alors un médecin lui donna du mercure.

Actuellement, on trouve vers la face interne du coude droit, un peu au-dessous de l'épitrochlée, une fistule à bords déchiquetés, décollés et colorés en violet sombre; elle fait suite à un décollement de la peau de 3 centimètres environ, qui ne conduit sur aucune partie osseuse. Le malade a vu évoluer cette petite tuméfaction peu douloureuse; avant son entrée à l'hôpital elle s'est ulcérée, vidée et a laissé cette plaie, qui donne une très petite quantité de liquide séro-purulent. Il est évident qu'il s'agit ici d'une gomme ulcérée, développée spontanément; elle existe depuis plus d'un mois sans incommoder le malade. Ajoutons qu'on constate, en outre, une pléiade de petits ganglions durs, mobiles, non douloureux, dans les aines et à la partie postérieure du cou, quelques douleurs de côté et une calvitie partielle.

Lorsqu'on examine les bourses, on constate que le testicule gauche est intact, sauf la tête de l'épididyme qui est dure et un peu plus volumineuse que d'habitude. Le droit a le volume d'une petite orange, allongé dans le sens antéro-postérieur, aplati transversalement. Il est dur, ligneux, lourd, insensible à la pression ou à peu près; sa surface libre dans le scrotum présente quelques saillies, des bosselures légères et aplaties. L'épididyme est tellement confondu dans cette masse, qu'il est impossible de le limiter. On sent seulement qu'au niveau de la partie d'où le cordon émerge en arrière, il y a un léger prolongement de la tuméfaction fibreuse. Le canal déférent et la région inguinale sont intacts, de même que la prostate et les vésicules séminales.

La partie extérieure de ce testicule est surmontée d'une bosselure plus saillante faisant corps avec lui, mais dont la partie la plus superficielle est adhérente à la peau. Le malade nous raconte que, il y a un an environ, sans cause apparente, il sentit se développer cette nodosité; il n'éprouva d'abord aucune douleur, mais seulement un peu de gêne, surtout lorsque, le testicule tout entier se prenant, cette augmentation de toute la glande occasionna des tiraillements du cordon. C'est quinze jours avant l'entrée du malade à l'hôpital que la nodosité est devenue sensible; la peau a commencé à rougir et une véritable inflammation subaiguë s'est développée. Lorsque nous l'examinons, elle est manifestement fluctuante et semble avoir le volume d'une noix.

Le diagnostic me semble évident: il n'y a aucun symptôme du côté de la vessie ou du canal de l'urèthre. Cette affection ne ressemblait ni au cancer ni à la tuberculose, pour différentes raisons qu'il est inutile d'indiquer ici. Je pense donc que nous avons affaire à un testicule syphilitique avec une gomme en voie de ramollissement; j'ordonne l'iodure de potassium à la dose de 3 grammes, un emplâtre de Vigo sur le testicule et des bains.

Après dix jours de traitement, le 10 juillet, on constate les changements suivants : la partie dure du testicule a beaucoup diminué; elle est devenue plus souple; elle a perdu de sa consistance ligneuse. La partie antérieure est devenue plus distincte ; elle s'est pour ainsi dire énucléée de la partie dure située en arrière, mais en restant toujours adhérente à elle par sa base. Du reste, la fluctuation y est plus nette; la peau plus lisse, plus tendue et menacée d'une perforation. En présence de cette menace d'ouverture, voyant que de ce côté nous n'avions rien gagné et que cette gomme avait continué à évoluer, je me décide à intervenir, car le malade souffre.

Avec le thermocautère, j'ouvre largement dans le sens vertical la partie saillante. Je n'obtiens qu'une faible quantité de liquide séro-purulent; mais je mets à découvert une masse jaunâtre, filamenteuse, adhérente, qui occupe la plus grande partie de la tuméfaction antérieure. Le diagnostic est donc confirmé, car les caractères de la gomme sont évidents. Quatre jours après, les phénomènes ont cédé en partie; mais la peau s'est ulcérée un peu au delà de l'incision; les bords sont décollés; une partie du bourbillon est sortie spontanément sous forme de filasse jaunâtre. Le malade ne souffre plus. La partie antérieure a encore diminué; elle est devenue plus souple.

Le 9 août, j'extrais avec une pince le reste du bourbillon qui se trouvait au fond de la petite cavité. C'est un véritable paquet de filasse gros comme le bout du doigt. L'ouverture s'est encore agrandie; elle est ronde, large comme une pièce de 2 francs, les bords sont violacés et décollés à une profondeur d'un centimètre environ. Au fond de la cavité on aperçoit une surface bourgeonnante, presque fongueuse, indolore. Du reste la douleur est nulle ou à peu près. Le testicule a diminué de plus de moitié; il est élastique, presque mou; les plaques de la surface sont à peine sensibles au toucher. L'iodure est continué.

Le fond de la plaie bourgeonne avec exubérance et atteint l'ouverture, dont les bords décollés enchâssent, pour ainsi dire, la partie fongueuse. Le testicule a presque son volume normal. On applique une carapace de bandelettes de diachylon imbriquées. Le 17 août, la cavité est en partie fermée, les bords recollés et bourgeonnants. La partie saillante du centre a encore un aspect fongueux, mais moins apparent que les jours précédents. Le 25 août, la cicatrisation est complète; le malade sort

guéri. La cicatrice est fortement adhérente au testicule,
dont la partie antérieure est encore indurée, mais beaucoup plus souple.

OBSERVATION VI

*Sarcocèle syphilitique double. — Gomme suppurée au niveau
de l'albuginée du testicule droit. — Évacuation d'une
masse bourbillonneuse analogue à celle de l'anthrax. —
Traitement à l'iodure de potassium. — Guérison.*

(Mémoire de M. Reynier.)

Thiébaud, Alexandre, garçon d'hôtel, âgé de 25 ans,
entre le 30 septembre 1877 dans le service de M. Gosselin, pour une tumeur des bourses.

Il s'enrhume facilement et tousse depuis cinq mois;
pourtant il se porte assez bien d'habitude; il n'a jamais
craché le sang, n'a pas de sueurs nocturnes, ni de diarrhée; l'auscultation et la percussion ne révèlent aucun
signe fâcheux; il ne maigrit point et son état général
semble bon. Rien à relever dans ses antécédents de famille : son père est mort âgé; sa mère est bien portante.

Il y a deux ans, il prend un chancre solitaire pour lequel on lui donne des pilules dont il ignore le nom; au
bout de six semaines, il cesse le traitement; d'ailleurs il
n'a pas souvenance de taches sur le corps, de plaques
muqueuses, de douleurs nocturnes. Cependant, depuis
qu'il a eu son chancre, sa voix est enrouée.

Il nous raconte que, il y a six mois, ses testicules ont
grossi, mais sans douleur; aussi ne s'en occupait-il pas
et il continua son travail, lorsque récemment, depuis six
semaines, s'est formée une petite tumeur rouge, dure,

douloureuse, qui le décide à consulter. Il entre à l'hôpital et voici ce que nous constatons :

A gauche, testicule volumineux, bosselé, avec épanchement peu abondant dans la vaginale. A droite, glande plus grosse qu'à l'état normal ; l'épididyme, difficilement reconnaissable, est confondu avec le testicule ; le canal déférent est sain ; la cavité vaginale contient du liquide. On trouve à la partie antérieure du scrotum une tumeur du volume d'une petite noix, rouge et déjà fluctuante. Elle dépend du testicule, d'où elle s'élève pour venir adhérer aux tuniques d'enveloppe.

Le lendemain de l'entrée du malade, cette tumeur s'ulcère et il s'en écoule du pus mal lié. Les jours suivants le liquide devient séreux, jaunâtre, filant comme de la gomme. Bientôt, par l'ouverture, s'élimine un amas blanc, ressemblant assez à une fausse membrane épaisse, à de la couenne, à du bourbillon d'anthrax, paraissant à l'œil nu plus *fibreux* que *séminifère*. On essaye vainement d'étirer des filaments ; on ne peut en constater ; l'examen microscopique fut aussi négatif : cet amas se composait de granulations, de cellules fusiformes et de travées fibreuses.

M. Delens, chargé du service, avait diagnostiqué, sous toutes réserves, une orchite tuberculeuse. M. Gosselin, se fondant sur les antécédents syphilitiques, l'existence d'un chancre solitaire antérieur, l'absence de signe de tuberculose à la prostate ou aux poumons, pensa à une gomme syphilitique, et remplaça dans le traitement l'iodure de fer employé jusqu'alors par l'iodure de potassium.

L'expulsion du bourbillon continue les jours suivants ; il se présente de lui-même à l'ouverture ; on coupe au fur et à mesure ce qui dépasse. Mais bientôt il ne sort plus rien et il reste une cavité peu profonde, qui elle-même se comble rapidement, et on n'a plus qu'une ulcération du scrotum, dont le fond .est formé par le testicule adhérent aux bourses. Elle diminue graduellement et, le 30 novembre, deux mois après son entrée, le malade sort complètement guéri. — Pendant le premier mois le traitement antisyphilitique n'avait pas été institué.

OBSERVATION VII

Sarcocèle syphilitique double. — Gomme suppurée au niveau de l'albuginée du testicule droit. — Traitement ioduré. — Guérison.

(Mémoire de M. Reynier.)

Note, Pierre-Désiré, charpentier, âgé de 29 ans, entre le 10 janvier 1879 à l'hôpital Lariboisière, dans le service de M. Duplay, pour y être soigné d'une tumeur des bourses.

De bonne santé antérieure, pas de scrofule, pas de signes de tuberculose. En 1873, il eut un chancre du prépuce suivi bientôt d'engorgement ganglionnaire aux aines, de plaques muqueuses dans la gorge, à la bouche ; roséole, maux de tête. Il prit alors des pilules de protoiodure. Un an après, il accuse dans ses antécédents une grosseur de la région sous-claviculaire gauche ; elle s'ouvrit spontanément et suppura pendant quatre ou cinq mois.

En 1874, le testicule gauche devient douloureux ; il grossit. Le malade prend de l'iodure de potassium et, sous cette influence, la glande diminue de volume, et aujourd'hui nous pouvons constater son atrophie. En 1876, le testicule droit se tuméfie à son tour ; il est dou loureux pendant les efforts de travail ; au mois d'août, un abcès s'ouvre sur le côté droit.

Le malade, il y a deux mois, fut soigné au Midi par M. Mauriac et sort guéri après l'emploi de l'iodure de potassium et des préparations mercurielles. Quelque temps après la sortie de l'hôpital, le testicule redevient gros ; pas de douleur ; mais notre homme sentit une petite grosseur sur la glande ; bientôt à son niveau la peau du scrotum devint adhérente, rouge ; la tumeur proémine de plus en plus et s'ouvre quelques jours avant l'entrée du malade.

A ce moment, voici ce que nous constatons : le testicule gauche, comme nous l'avons dit, présente tous les caractères de l'atrophie ; le cordon est sain. A droite, la glande est double de sa congénère, bien qu'il n'y ait pas d'hydrocèle, dure, un peu bosselée, surtout à la partie inférieure. L'épididyme, entièrement confondu avec le testicule, ne peut en être distingué. Le scrotum est adhérent, et en avant on y trouve une ulcération large comme une pièce de 40 sous, à bords taillés à pic, renversés en dehors et limités par un feston régulier ; le fond de l'ulcération est rouge, adhérent au testicule ; il y a peu de pus, plutôt un suintement séreux et filant.

Le traitement à l'iodure de potassium, 2 grammes d'abord, puis rapidement 4 grammes, avec un peu d'onguent mercuriel sur la plaie, amena une guérison rapide et, le 14 février, la plaie était complètement cicatrisée ; le testicule avait repris sa consistance normale et le malade quittait l'hôpital.

Le diagnostic de M. Duplay fut « gomme de l'albuginée ». Il fonda ce diagnostic sur le caractère superficiel de la tumeur, sur l'indépendance du testicule par rapport à l'ulcération. Le fait que le testicule guérit sans avoir présenté de modification dans sa forme vint confirmer cette opinion. Mais on pouvait se demander si on n'avait pas affaire à une gomme du scrotum. Les renseignements donnés par le malade éloignaient l'idée du siège de la lésion dans les téguments : la peau du scrotum était libre au début, sans adhérence ; elle avait sa coloration normale, et ce n'est que postérieurement que l'adhérence s'était faite.

OBSERVATION VIII

Double sarcocèle syphilitique. — Gomme suppurée au niveau de la tête de l'épididyme gauche. — Traitement mixte. — Guérison.

(M. de Marignac, obs. inédite.)

Boucher, menuisier, âgé de 29 ans, entre le 18 novembre 1880 à l'hôpital Saint-Louis, dans le service de M. Vidal, pour s'y faire soigner d'une tumeur des bourses.

De bonne santé habituelle ; nous ne trouvons aucun antécédent fâcheux du côté de sa famille. Quant à lui, il n'a eu ni rhumatisme, ni scrofule : pas de gourmes, de maux d'yeux, d'engorgement ganglionnaire dans sa jeunesse. Il a bien fait quelques excès alcooliques, mais sans qu'ils aient eu de retentissements bien notables.

Il y a neuf ans, le malade aurait eu un écoulement uréthral, un chancre accompagné de bubon suppuré. Trois ans après, il accuse des plaques muqueuses ; il aurait ressenti en même temps de la céphalée fort vive. Un médecin fit prendre des pilules mercurielles, puis de l'iodure de potassium pendant quinze jours, et les accidents disparurent.

Il y a quinze mois, des douleurs vives des reins survinrent et en même temps le testicule gauche grossit, et cela
sans douleur bien appréciable. Deux mois après, le testicule droit se prit à son tour. Les douleurs lombaires
disparurent, mais le volume des bourses augmenta graduellement. Cependant, il n'y a que huit jours, par conséquent quinze mois après le début de l'affection, que le
malade se décide à entrer à l'hôpital, et voici ce que nous
constatons :

Les bourses sont énormes ; les deux glandes tuméfiées.
La droite a le volume d'une mandarine ; elle est dure,
résistante, absolument indolore à la pression ; la surface du testicule proprement dit est lisse ; mais l'épididyme est bosselé ; la cordon et la prostate sont sains ;
la peau n'est pas adhérente.

La glande gauche est du volume d'un œuf de poule ;
elle est aussi dure, résistante et indolore. Mais ici la
peau est adhérente, et l'on trouve sur la partie antérieure du scrotum et en haut, en un point qui correspond à la tête de l'épididyme, une ulcération fistuleuse,
décollée, de la largeur d'une lentille, et qui s'est formée
il y a cinq jours en donnant issue à une petite quantité
de liquide séro-purulent.

Aussitôt M. Vidal administre 4 grammes d'iodure de
potassium, et rapidement une légère amélioration se
manifeste ; les testicules deviennent plus souples, moins
volumineux. On applique sur l'ulcération un emplâtre
de Vigo. Au bout de dix-sept jours, la guérison s'est beaucoup accentuée : les glandes sont à peu près normales ;
les bosselures de l'épididyme sont en voie de disparition ;
l'ouverture fistuleuse du scrotum ne donne plus de sérosité purulente et son occlusion est presque complète.

On remplace l'iodure de potassium par des frictions
quotidiennes, avec 4 grammes d'onguent napolitain, et

lorsque, le 24 décembre, le malade quitte l'hôpital, les bourses sont revenues à leur état primitif.

OBSERVATION IX

Sarcocèle syphilitique double. — Gomme suppurée du testicule gauche. — Traitement mercuriel. — Guérison du testicule droit; aggravation pour le testicule gauche. — Castration. — Examen de la tumeur.

(West, tiré du mémoire de M. Reynier.)

James Harrick, laboureur, âgé de 26 ans, est admis à l'hôpital de la Reine, le 23 septembre 1856, pour une tumeur des bourses.

Cet homme, dont la santé est considérablement détériorée, a eu la syphilis il y a sept ans ; chancre et bubon. Depuis il a souffert de la gorge et a eu des éruptions furfuracées. Il raconte que, huit mois avant son entrée à l'hôpital, un homme, avec lequel il jouait, lui pinça les testicules. Il eut une syncope, puis une douleur très vive avec gonflement. Les symptômes disparurent vite par des applications chaudes, et il ne souffrit plus pendant trois mois.

A cette époque, les douleurs survinrent, tantôt plus vives, tantôt plus légères, mais en définitive continues. Il y a un mois environ, une sorte de petit clou se forma, sur la partie antérieure du testicule gauche, qui suppura bientôt, et un ulcère se forma qui persiste depuis ce moment.

Lors de son entrée à l'hôpital, on trouve les deux testicules augmentés de volume et très sensibles au toucher; le gauche est aussi gros que le poing; l'ulcération du scrotum, du diamètre d'un shelling, a des bords bleuâtres et indurés ; à ce niveau le scrotum est adhérent au testicule.

Le malade est mis à la diète. On applique sur la tumeur des cataplasmes de mie de pain, et dix pilules de Plummer sont administrées chaque nuit. Au bout de dix jours, le testicule droit devient plus mou et plus petit, mais le gauche reste stationnaire. On prescrit des préparations mercurielles plus fortes et on remplace les cataplasmes par des lotions astringentes. L'état du testicule gauche s'aggrave ; il augmente encore, et une nouvelle ulcération anfractueuse se forme au-dessus de la précédente. On suspend le mercure, les lotions astringentes, que l'on remplace par un cataplasme de farine de graines de lin et de charbon, mais sans résultat. L'ulcération est le siège d'une suppuration abondante et fétide; le testicule se dénude de toute enveloppe scrotale. La castration est pratiquée et le malade guérit.

L'examen anatomique de la pièce montre le testicule très altéré dans sa structure : il est d'une consistance plus ferme ; il existe à peine des traces de tubes séminifères. Dans le corps du testicule et dans l'épididyme se trouvent des tubercules jaunâtres, irréguliers et cartilagineux. La surface du testicule est recouverte par une couche de granulations fibrineuses , sur une étendue d'un quart de pouce. La tunique albuginée et la tunique vaginale étaient si intimement unies au testicule dans toute son étendue, qu'elles ne semblaient faire qu'un avec lui.

OBSERVATION X

*Gomme du testicule droit. — Ulcération de cette tumeur. —
Diagnostic incertain. — Castration. — Examen de la
pièce.*

(Huber de Menninger, tiré du mémoire de M. Reynier.)

L..., tisserand, âgé de 54 ans, consulte, en décembre 1868, pour une tumeur du testicule droit, prise par un médecin pour un cancer.

On apprend que le malade eut, il y a environ dix ans, une induration sinueuse et ulcérée sur le dos de la verge; il fut traité par un homéopathe. Peu de temps après, son testicule droit grossit et cette tuméfaction fit croire à une hydrocèle. Au bout de quelques années, surviennent à gauche de la faiblesse des membres et de l'anesthésie de la face. Le malade se plaint de maux d'estomac et de douleurs rhumatismales.

Nous trouvons le malade maigre, pâle, la face et les mains couvertes de taches pigmentaires; le foie, la rate, le système osseux, les ganglions lymphatiques sont sains; la force musculaire est normale. Voici ce que l'on constate au niveau des bourses :

Le testicule gauche, d'apparence normale, est gros comme un œuf de pigeon; le droit est, y compris les téguments, du volume d'un œuf de canard environ, dur à la pression, de forme irrégulière et complètement indolent. Le cordon spermatique est souple. Le scrotum est sain en arrière et sur les côtés, mais à la face antérieure on voit une ulcération superficielle qui s'est produite dans les derniers mois. Elle a 2 centimètres de largeur sur 6 de hauteur; la cavité contient du pus à demi desséché et des restes de charpie. En un point de l'ulcère se montre une tache grise large comme une lentille et d'aspect caséeux.

Comme les antécédents relatifs à la syphilis ne furent connus que plus tard, un diagnostic clinique n'était pas possible. On pouvait éliminer l'idée d'un cancer, car la tumeur ne présentait pas du tout les caractères d'un fongus, alors qu'il est notoire que les formes dures du cancer ne se rencontrent presque jamais au testicule. La castration fut pratiquée le 9 décembre 1868, et la pièce remise au professeur Zeuker, qui écrivit la note suivante :

« L'examen macroscopique comme l'examen microscopique de ce testicule s'accordent si complètement avec la description donnée par Virchow de l'orchite syphilitique, qu'il n'en manque aucun trait et que les deux figures macroscopiques et microscopiques 172 et 173 semblent faites d'après cette préparation. » Il ajoute : « Mais ensuite j'ai trouvé dans le tissu cellulaire lâche, adhérent au testicule dégénéré, un petit tubercule isolé, gros environ comme la moitié d'un pois, qui ressemble tout à fait à une gomme récente : tubercule d'un gris sale à la coupe, formé de cellules lymphoïdes abondantes, emprisonnées dans un tissu muqueux peu abondant. » — Importante est l'ulcération dont l'existence est mise en doute par Virchow, et qui s'explique du reste aisément par le frottement contre les étoffes grossières des vêtements rustiques.

OBSERVATION XI

Gomme du testicule droit prise pour une tumeur de mauvaise nature. — Extirpation. — Examen de la tumeur. — Apparition d'accidents syphilitiques.

(Mémoire de M. Nepveu.)

Lemaire, employé de commerce, agé de 37 ans, entre à la Pitié, dans le service de M. Verneuil, pour une tumeur des bourses.

A 20 ans, il a eu une chaudepisse, puis un chancre avec bubon suppuré à 22. Il n'aurait jamais eu la moindre éruption sur la peau. En 1873, il est pris subitement d'une hémiplégie gauche : étourdissement, tremblement des membres, impossibilité de marcher, rétention d'urine ; depuis lors il pisse au lit.

La première atteinte du testicule droit date de 1871 : la glande droite devint plus grosse ; il n'y souffrait point et n'y a jamais souffert. Les facultés génitales ont diminué ; depuis un an le malade n'a plus d'érection.

Lorsque Lemaire entre à l'hôpital, M. Verneuil l'examine avec le plus grand soin : la tumeur testiculaire est lisse, arrondie, grosse comme un œuf de dinde ; elle est insensible, dure et élastique. En un point très limité en avant on sent une légère fluctuation. Le malade avait pris sans succès de l'iodure de potassium pendant plusieurs mois ; la tumeur n'avait pas les caractères bien tranchés du testicule syphilitique. Aussi M. Verneuil conclut-il à un sarcocèle, sans en spécifier la nature, et, comme son volume augmentait tous les jours, l'extirpation fut décidée.

L'opération terminée, M. Verneuil incise le testicule
et reconnaît immédiatement qu'il a affaire à un testicule
vénérien : tissu dense, élastique, avec masses jaunâtres
diffuses sans foyer de ramollissement. Les deux parties
de la glande, épididyme et testicule, et même l'extrémité inférieure du cordon, sont confondues dans une
même masse. Ce tissu est formé de substance granulo-
graisseuse dans laquelle il est possible de reconnaître du
tissu fibroïde, quelques éléments cellulaires atrophiés.
Au centre, dans les points les moins durs, on observe
quelques cristaux de cholestérine et d'acide stéarique.
Au pourtour de ces lésions on voit des cellules embryonnaires en très grande quantité, soit en longues traînées
le long des vaisseaux, soit encore disséminées. En
dehors de cette zone on remarque des îlots de cellules
étoilées entourées par du tissu conjonctif d'aspect variable ; nulle part on ne peut retrouver le moindre canalicule séminifère. L'altération était trop avancée. On a
affaire ici à une orchite interstitielle d'origine syphilitique arrivée à sa deuxième période : caséification.

Le diagnostic se confirme enfin : au bout de quelques
semaines, on voit apparaître sur le tibia gauche une
exostose de nature syphilitique. A ce propos, M. Verneuil fait observer à sa clinique que les lésions trauma-
tiques mettent en branle toute l'économie et peuvent
rappeler les diathèses oubliées.

OBSERVATION XII

*Sarcocèle syphilitique. — Gommes ulcérées du scrotum
et de l'albuginée.*

(Brun, observation inédite.)

X..., âgé de 40 ans, entre dans les premiers jours
d'octobre à l'hôpital Lariboisière, dans le service de
M. Duplay, pour y être soigné d'une ulcération des
bourses.

Cet homme nous raconte que, trois mois auparavant,
il était entré dans le service de M. Labbé pour des ulcérations plus étendues et plus superficielles qui étaient,
disait-on, des gommes du scrotum, et que, après un traitement à l'iodure de potassium pendant trois semaines,
il avait quitté l'hôpital en se croyant guéri. Mais, il y
a quinze jours environ, il remarqua de nouveau sur
la bourse droite une bosselure très nette; à ce niveau,
la peau était encore mobile, mais peu à peu les adhérences se firent et bientôt la glande séminale et les téguments furent unis par un tissu induré qui, du testicule, pointait vers la peau envahie et infiltrée.

Cette bosselure, fort dure d'abord, se ramollit bientôt;
la peau s'ulcéra et livra passage à une matière crémeuse,
jaunâtre, peu abondante; le foyer se tarit assez rapidement, et, au bout de quelques jours, lorsque le malade
entra à l'hôpital, voici ce que nous avons pu constater :

En avant du scrotum, à droite, se trouve une ulcération irrégulièrement arrondie, du diamètre d'une pièce
de 2 francs environ. Les bords en sont décollés, déchiquetés; le fond est déjà rosé et granuleux, à peine

humide; en tout cas, le pus ou la sérosité est trop peu abondant pour se collecter dans la partie la plus déclive de l'ulcère.

Au niveau de cette ulcération, le scrotum est très adhérent au testicule dans une étendue qui dépasse assez notablement la surface de l'ulcération. Un traitement à l'iodure de potassium amène une rapide amélioration; l'ulcère se déterge, les bords se recollent, et lorsque le malade quitte l'hôpital, la guérison est presque complète.

FONGUS SYPHILITIQUE

OBSERVATION I

Double sarcocèle syphilitique. — Gomme suppurée du testicule gauche. — Fongus superficiel consécutif. — Traitement mixte. — Guérison.

(Observation personnelle.)

Pitre, Pierre, cocher, est un homme de 27 ans, d'une constitution robuste, qui n'a jamais été malade jusqu'en 1876. A cette époque, au mois de juin, il a contracté un chancre induré avec tuméfaction indolente de plusieurs ganglions du pli de l'aine; puis il a eu des croûtes dans les cheveux et des plaques muqueuses à la gorge, pour lesquelles il a été soigné, en août 1877, à l'hôpital du Midi, où il est resté trois semaines.

C'est vers le mois d'avril 1880 que le testicule droit a commencé à grossir. Cette augmentation de volume se fit peu à peu, sans douleur et sans cause apparente. Trois mois plus tard, le testicule gauche se prit à son tour de la même façon. Le malade consulta alors un médecin, qui constata une induration des deux testicules et de l'hydrocèle du côté droit, et conseilla des frictions mercurielles. Elles furent faites pendant plusieurs semaines et ramenèrent les deux testicules à peu près à leur état normal. Le traitement fut suspendu bientôt, et les testicules recommencèrent à grossir. Pitre se contenta de porter un suspensoir; mais les bourses deviennent de plus en plus lourdes et volumineuses; elles s'enflamment et s'ulcèrent, et notre malade se décide à entrer, le 20 février 1881, à l'hôpital Saint-Louis, où nous le trouvons dans le service de M. Ledentu, salle Saint-Augustin, lit n° 65. Après avoir constaté les antécédents syphilitiques de ce malade, voici ce que nous observons du côté des bourses :

A droite, la peau est épaissie, légèrement infiltrée, très peu mobile sur les parties sous-jacentes; cependant il n'existe en aucun point de véritables adhérences. La cavité vaginale semble avoir entièrement disparu par suite de l'accolement de ses deux feuillets. La glande, dans laquelle il est difficile de séparer l'épididyme du testicule, a le volume d'un œuf de dinde; elle est irrégulière et présente de grosses bosselures, dont la plus volumineuse existe à la partie antéro-inférieure. En arrière et en bas la dureté est moins grande, la pression détermine en ce point une douleur affaiblie, mais analogue à celle que fait éprouver le testicule sain. L'épididyme, confondu avec le testicule au dehors, en semble distinct lorsqu'on palpe la glande en dedans et en haut; il y a là une sorte de cimier de la grosseur du pouce, d'une dureté ligneuse, d'une surface irrégulière, qui coiffe la partie postéro-supérieure du testicule. — Le canal déférent de ce côté est sain.

La glande gauche est beaucoup plus volumineuse encore. Elle a le volume du poing du malade. La peau violacée présente trois pertes de substance : l'une du diamètre d'une pièce de 2 francs; l'autre de celui d'une pièce de 1 franc; la troisième de la largeur d'une pièce de 50 centimes. Du reste, il est probable qu'avant peu de jours ces trois ulcérations n'en feront plus qu'une. Les bords amincis en sont nets, réguliers et comme taillés à l'emporte-pièce. Au-dessous des bords décollés on voit sourdre une certaine quantité de pus fétide. Les tissus mis à nu par ces pertes de substance sont d'un jaune sale; la surface en est sèche, sauf au niveau des bords humectés par le pus qui filtre entre la tumeur et les téguments. En un point, on voit deux ou trois gros bourgeons charnus à surface sèche et un peu affaissée. La tumeur est extrêmement dure. La vaginale a disparu. Une portion du testicule paraît cependant libre en arrière, et la pression y réveille la douleur caractéristique. On dirait que la tumeur est surtout développée aux dépens de la partie antérieure du testicule. L'épididyme est confondu avec le reste de la glande.

Le canal déférent de ce côté également est sain. Les érections, un peu moins fréquentes depuis trois ou quatre mois, ont toujours persisté. La prostate est normale; les poumons sains. L'état général est excellent.

On donne de l'iodure de potassium à la dose de 4 grammes par jour.

La peau violacée qui sépare les trois solutions de continuité se sphacèle sous nos yeux, et, par cette large ouverture, le testicule est mis à nu. C'est bien dans l'albuginée que s'est développée la gomme. Elle apparaît avec son tissu blanchâtre qui se désagrège par fragments feuilletés. Les couches superficielles noircissent, se détachent et s'agglutinent aux pièces de pansement. Le fongus n'est pas encore formé; la masse glandulaire ne fait pas saillie hors du scrotum. Mais peu à peu la peau se rétracte et glisse sur le testicule, qui émerge de plus en plus jusqu'à ce que les enveloppes dépassent son plus grand diamètre. Elles viennent, en arrière de lui, étreindre l'épididyme et le cordon. Déjà, sur le pourtour de la gomme, l'albuginée végète, et des bourgeons agglomérés, du volume d'un grain de chènevis et même d'un pois, proéminent en divers points. Enfin le tissu mortifié s'élimine. Çà et là naissent, en soulevant encore quelques débris caséeux, de rares granulations qui bientôt se multiplient, et sur la surface détergée s'organisent des fongosités exubérantes.

Cependant, le traitement ioduré a déjà provoqué une amélioration. Le testicule droit est devenu plus souple ; le gauche diminue un peu de volume. L'ouverture du scrotum adhère maintenant aux tissus. Les bords granulent, et ses bourgeons charnus, se continuant avec ceux qui recouvrent le testicule, forment une membrane végétante continue dont la surface diminue, se rétracte et attire les enveloppes scrotales. C'est ainsi que la glande s'entoure de nouveau de ses tuniques. Au bout de trois mois il ne reste plus, comme vestige de cette hernie de l'organe et de cette végétation de l'albuginée, qu'une cicatrice de la peau et une adhérence de la face profonde de cette cicatrice avec le testicule. Les deux glandes ont repris leur souplesse et leur volume normaux.

OBSERVATION II

Sarcocèle syphilitique du testicule gauche. — Fongus superficiel consécutif. — Accidents graves et multiples. — Traitement mixte énergique. — Guérison.

(Observation inédite du Dr de la Roche.)

X..., engagé conditionnel, âgé de 24 ans, constate, le 15 septembre 1879, l'existence d'une ulcération au niveau

du frein de la verge; il s'en inquiète peu et n'a recours
qu'à des soins de propreté; mais, comme le mal persiste, il consulte un médecin et le traitement mercuriel
est appliqué.

Il entre à l'infirmerie, d'où on le dirige sur l'hôpital
militaire de Lyon. Là, une salivation exagérée qui survient force le malade à interrompre son traitement. C'est
alors qu'apparaissent des plaques muqueuses sur le voile
du palais; on les cautérise, mais on ne fait prendre aucun médicament à l'intérieur. Un mois plus tard, en novembre, les plaques muqueuses ulcérées envahissent les
conjonctives, le front, les joues, le cuir chevelu, les piliers
postérieurs du pharynx et les jambes. En même temps
se développe une iritis très grave de l'œil gauche.

On reprend le traitement interne : mercure et iodure
de potassium. L'état général s'améliore, et les plaques
muqueuses disparaissent. Mais, au mois de janvier, les
accidents secondaires reviennent, et avec eux des exostoses sur les tibias et sur le frontal. Le malade s'affaiblit;
il perd l'appétit et cesse le traitement interne.

Au mois de juin 1880, M. de la Roche et M. Delore
voient le malade pour la première fois; ils trouvent de
vastes ulcérations sur la paroi postérieure du pharynx,
le voile du palais et le cuir chevelu. Ils constatent en outre une augmentation de volume de la bourse droite, dont
la grosseur dépasse un peu celle d'un œuf de poule. In-
terrogé à ce sujet, le malade, qui avait voulu entrer dans
la cavalerie, répondit avoir été refusé au conseil de révi-
sion pour une hydrocèle gauche antérieure à sa maladie.

On prescrit un traitement énergique. Une salivation
mercurielle très prompte oblige à suspendre le sirop de
Gibert, mais on continue les frictions et les bains. L'amélioration est à peine marquée lorsque le malade nous
quitte pour retourner chez lui.

Le 5 juillet, les plaques muqueuses de la gorge reviennent encore; la déglutition est difficile, le malade maigrit. Au commencement de septembre, le palais se perfore, tandis qu'il se déclare dans le testicule gauche une douleur assez vive qui attire l'attention sur les bourses, où se creuse une ulcération. A ce niveau, se développe une tumeur qni fait saillie au-devant du scrotum. Ce fongus grossit et le malade regagne Lyon.

On constate alors la détérioration de l'organisme, la perforation du voile du palais, la destruction du pilier anté rieur droit et de vastes ulcérations sur le front et le cuir chevelu. Le scrotum est, à gauche, le siège d'une perte de substance du diamètre d'une pièce de 5 francs environ; par cet orifice sort une tumeur fongueuse, d'aspect noirâtre par places, comme sphacélée, indolente et suppurant à peine.

On cautérise les ulcérations au nitrate acide de mercure, les plaies scrotales sont pansées avec de la pommade au calomel. L'iodure n'est pas toléré; on insiste alors sur les frictions hydrargyriques, les bains au sublimé. La tumeur fongueuse n'en grossit pas moins. On en excise une partie; la surface de la coupe et blanc bleuâtre, nacré; sur le pourtour il y a des bourgeons charnus qui saignent facilement; une couche noirâtre se reforme rapidement; une excision nouvelle est faite et l'on peut, avec la pince, attirer des tubes filamenteux blanchâtres que l'on pourrait prendre pour des tubes séminifères.

Le professeur Rollet conseille des lavements avec 2 grammes d'iodure. Amélioration de la gorge au bout de huit jours, mais le fongus continue à grossir. On peut donner enfin l'iodure par la bouche. De 2 grammes, la dose est rapidement élevée à 8. Bientôt les ulcères se comblent, le testicule diminue, la plaie du scrotum devient rose, granuleuse, bourgeonnante et se cicatrise;

la glande devient plus souple et, au bout de trois semaines, il ne reste plus qu'une petite plaie de la largeur d'une pièce de 20 centimes, adhérente au testicule.

Lorsque le malade nous quitte, au commencement de décembre, il a de l'appétit; il engraisse. Depuis, nous avons reçu de ses nouvelles : aucun accident n'a reparu.

OBSERVATION III

Double sarcocèle syphilitique chez un enfant de 3 ans. — Fongus superficiel du testicule droit. — Grande amélioration par le traitement mixte. — Mort. — Autopsie et examen anatomique.

(Obs. Obedenare, examen histologique de MM. Cornil et Coyne.)

Serban Patrachi, petit tzigan, âgé de 3 ans, entré le 31 janvier 1872.

La mère de cet enfant est entrée à notre hôpital en 1870 avec son fils. Elle avait un chancre induré à chaque mamelle, la pléiade ganglionnaire aux aisselles, des douleurs rhumatoïdes dans les épaules et les tempes, etc... Son fils, âgé alors de quelques mois, avait des plaques muqueuses et des ulcérations sur la face interne des joues. Après deux mois et demi de traitement, la mère et l'enfant sont sortis guéris, en apparence, de leurs accidents. Depuis, ce dernier a eu constamment les fièvres paludéennes plus ou moins compliquées. Il a été mal nourri et nullement traité ; en sorte que l'intoxication paludéenne et la syphilis se faisaient concurrence pour le débiliter.

Au mois d'août 1871, le scrotum commença à se tuméfier. Au commencement de janvier 1872, il se fit une ulcération par où sortit une tumeur.

État actuel. — Enfant amaigri, pâle, teint malarique, chairs flasques. Plaques muqueuses sur la face interne des joues. Autour de l'anus, plusieurs condylomes bien caractérisés. Sur la fesse droite et tout près de l'entrée de l'anus, condylome aplati, large de 0^m,025. A la partie droite et inférieure du scrotum, ulcération à peu près circulaire de 0^m,025 de diamètre, par laquelle sort une tumeur de forme cylindrique, un peu aplatie, mesurant 0^m,025 de diamètre et 0^m,015 en hauteur. Sa consistance rappelle celle du squirrhe. Cette tumeur se prolonge dans les bourses, dans une étendue de 0^m,015, en conservant à peu près le même diamètre. La compression ne détermine aucune douleur. De l'extrémité supérieure de la tumeur part un cordon gros comme le pouce de l'enfant et qui s'amincit à mesure qu'il s'approche du canal inguinal. La portion herniée de la tumeur est d'une couleur rosée mêlée de jaune par places. La pression fait suinter une très petite quantité d'un liquide ayant la consistance de la lymphe plastique. Autour de l'ulcération, la peau des bourses est d'un rouge violacé, ainsi que les couches sous-jacentes; elle est un peu indurée. On reconnaît facilement que la tumeur n'est autre chose que le testicule droit. De ce côté, les ganglions inguinaux sont indurés, un peu plus gros qu'un petit pois.

A gauche, la peau du scrotum est à peine épaissie; elle est rouge, mais moins qu'à droite. Le testicule ne présente aucune lésion apparente.

La rate est augmentée de volume. Fièvre tous les soirs.

Traitement. — 2 grammes de liqueur de Van Swieten et 0^{gr},20 d'iodure de potassium. Sur le testicule, pommade à l'oxyde rouge de mercure.

22 février 1872. — La portion herniée a diminué de moitié ; ses bords sont arrondis ; elle a maintenant la forme d'une extrémité d'ovoïde ; couleur et consistance comme lors de l'entrée à l'hôpital.

Le volume des bourses est aussi diminué. Les plaques muqueuses de la bouche ont disparu. Les condylomes du pourtour de l'anus représentent à peu près le cinquième de ce qu'ils étaient.

Facies meilleur ; teint malarique moins prononcé. Le petit mange ; il est gai.

9 *avril* 1872. — La tumeur fait à peine saillie au dehors ; avec le scrotum, elle forme à peine le volume d'un abricot de moyenne grosseur. L'ulcère n'a plus que 0^m,018 de diamètre ; le testicule, dont la tumeur est une dépendance, a le volume d'une petite noix. Le cordon droit est tout aussi gros qu'autrefois. Les condylomes ont disparu et sont remplacés par de simples taches.

20 *mai* 1872. — L'ulcération du scrotum est réduite à 0^m,008 de diamètre. Le testicule est complètement rentré dans les bourses ; il a le volume d'une grosse olive ; sa surface est lisse, son extrémité inférieure adhère au scrotum au point où se trouve l'ulcération. Dans tout le reste de son étendue, l'organe est libre de toute adhérence, mobile dans tous les sens. Le cordon droit est toujours gros ; rien de particulier à gauche. L'enfant mange bien et engraisse.

En juin et en juillet, retour des accidents palustres, fièvres d'accès, diarrhée, vomissements, toux, congestion de la rate, anémie. Amaigrissement malgré tous les toniques que nous avons employés. Sulfate de quinine.

Statu quo pour les testicules.

Novembre 1872. — Le petit tzigan est devenu cachectique.

Mars 1873. — Apparition d'un ulcère au niveau des articulations métatarso-phalangiennes Une autre ulcération à peu près dans la même région à droite. Ces ulcères sont circulaires, arrondis, de $0^m,02$ de diamètre et intéressent toute la peau. Ganglions inguinaux des deux côtés, tuméfiés et gros comme une noisette. A deux ou trois jours d'intervalle apparaissent d'autres ulcérations sur le cuir chevelu, ayant les mêmes caractères que celles des pieds. Leur aspect rappelle celui des ulcérations que l'on observe sur les jambes des adultes dans la période secondaire avancée de la syphilis ou au commencement de la période tertiaire. Sous les angles de la mâchoire inférieure, plusieurs ganglions de la grosseur d'une noix muscade. L'enfant s'étiole de jour en jour.

Avril 1873. — Œdème de la face, puis des membres inférieurs ; ascite. Douleur très marquée dans l'hypochondre gauche. Toux, expectoration glaireuse, épanchement pleural.

29 *avril*. — Mort.

Autopsie. — Les pièces ont été examinées par M. Kalindéro, ancien interne des hôpitaux de Paris. Cerveau et méninges infiltrés de sérosité. Poumons œdématiés. Rate triplée de volume ; ses cloisons celluleuses hypertrophiées, sa capsule épaissie et adhérente. Foie augmenté de volume et graisseux ; sa capsule également épaissie. Ganglions mésentériques gros et indurés. Reins très volumineux, pesant 70 grammes chacun, anémiés et stéatosés.

Le testicule gauche, qui ne paraissait pas malade pendant la vie, présente à la coupe une hyperplasie, un épaississement des cloisons celluleuses, cloisons qui sont devenues fibreuses. Dans l'intervalle, il est resté du tissu normal du testicule (nous parlons ici du résultat de l'examen fait à l'œil nu) ; à la coupe, on voit des stries formées par les cloisons du tissu conjonctif alternant avec des stries de tissu sain ou à peu près. Les stries ont de 1 à 2 millimètres d'épaisseur.

Le testicule droit a dans sa moitié supérieure des stries comme le gauche; à mesure qu'on s'éloigne de l'extrémité supérieure, les cloisons du tissu conjonctif deviennent de plus en plus épaisses, de plus en plus larges, en sorte que dans le quart inférieur, il n'y a presque plus de tissu testiculaire.

D'après cet examen fait à l'œil nu, nous avons conclu que nous avions affaire à un testicule syphilitique type. Néanmoins nous avons tenu, mon collègue Kalindéro et moi, à avoir l'avis de M. Cornil. Nous avons envoyé les deux testicules à Paris, et voici ce que M. Cornil nous a répondu : « Les testicules sont bien et dûment atteints de périorchite et d'orchite syphilitiques. Je crois qu'il s'agit de syphilis héréditaire. Ce sont des observations très intéressantes et importantes, d'autant plus que, dans l'histoire de la syphilis héréditaire infantile, les lésions des testicules ont passé inaperçues.

« Les lésions portent sur la vaginale, l'albuginée, l'épididyme et le tissu conjonctif interstitiel du testicule. Il s'agit partout d'une inflammation chronique hyperplastique, avec formation de tissu conjonctif jeune et multiplication des éléments cellulaires. »

Suit le détail.

OBSERVATION IV

Sarcocèle syphilitique. — Fongus du testicule. — Castration. — Examen de la tumeur.

(Letenneur et Ranvier. — *Soc. an.*, juin 1862.)

Le mal a débuté, il y a dix mois, par une orchite aiguë, sans blennorrhagie. Le malade, marin de profession, fut

soigné dans différents ports de l'Angleterre. M. Letenneur constate un engorgement considérable du testicule
droit. Le scrotum du même côté présentait trois ouvertures, dont deux donnaient passage à un fongus volumineux n'ayant nullement les caractères d'un cancer ulcéré
et bourgeonnant. Les masses fongueuses et l'ouverture
fistuleuse donnaient en abondance du pus séreux.

La tumeur n'était pas douloureuse. Le cordon était
sain. Aucun signe de tuberculisation pulmonaire.

Bien que M. Letenneur ne trouvât à la maladie ni les
caractères du cancer, ni ceux du tubercule, il fait la castration en voyant les progrès du mal. Mais quelques
jours plus tard il obtenait du malade les aveux suivants :
Il y a cinq ans, chancre sur la face dorsale du gland traité
par des cautérisations et dont on voit encore la cicatrice
large et déprimée; deux mois après, éruption sur tout le
corps de larges pustules qui se sont recouvertes de
croûtes noirâtres. Au bout d'un an, iritis reconnue par
le médecin comme étant de nature syphilitique. Cette
iritis, qui a duré six mois, a été traitée à l'intérieur probablement par l'iodure de potassium.

Examen de la pièce par M. Ranvier. — Il est difficile
de retrouver les différentes enveloppes du testicule. Leur
soudure a été probablement le fait de l'inflammation produite autour des parties primitivement malades.

A la région inférieure du scrotum, deux ouvertures :
une considérable, de 3 centimètres de diamètre, par laquelle s'échappe une masse fongueuse ; une petite, toute
voisine, qui conduit dans une poche entourant le pédicule
du fongus. Le volume de la tumeur entière est quatre ou
cinq fois plus considérable que celui du testicule normal.
La portion fongueuse est grosse comme un œuf de pigeon.

A la coupe, la tumeur paraît tout d'abord être formée

en grande partie par de la matière tuberculeuse. Mais,
par un examen attentif, on s'assure qu'il s'agit d'autre
chose.

On trouve dans la portion fongueuse de la tumeur un
noyau gros comme une amende, présentant l'aspect du
parenchyme testiculaire ordinaire. On peut en extraire
des tubes séminifères de plusieurs centimètres de long.
Deux ou trois lobules seulement semblent le former; on
distingue nettement leurs cloisons fibro-cellulaires.
Autour de ce noyau et du côté qui regarde la face libre
du fongus, une couche fibreuse de 3 centimètres. Plus
en dehors, une masse granuleuse qui forme les $\frac{4}{5}$ de la
portion herniée. La surface de cette masse est formée par
de gros bourgeons charnus.

A l'examen microscopique, les tubes séminifères présentent une structure presque normale. Leur membrane
de tissu conjonctif est peu granuleuse; on y voit aussi
quelques cellules fusiformes avec noyaux très nets.
L'enveloppe fibreuse est constituée par des faisceaux de
fibres de tissu conjonctif, des fibres élastiques et un
grand nombre de cellules fibro-plastiques régulières.
Dans la couche la plus extérieure on voit aussi de nombreuses cellules fibro-plastiques, des granulations irrégulières et des vaisseaux de nouvelle formation.

La portion intra-scrotale de la tumeur est formée par
une masse variée dans son aspect, présentant des lobules
allongés et séparés les uns des autres par du tissu fibreux
de faible résistance. De ces lobules, les uns sont opaques
et granuleux; d'autres ont un aspect fibrillaire; quelques-uns sont un peu translucides. En grattant avec un
scalpel les surfaces d'une coupe pratiquée dans la tumeur,
on obtient des préparations où l'on peut distinguer des
cellules polygonales semblables à celles qui tapissent
l'intérieur des conduits séminifères. On ne rencontre

nulle part ces masses formées uniquement de granulations fines et anguleuses qui sont un des caractères anatomiques du tubercule.

OBSERVATION V

Sarcocèle syphilitique. — Fongus superficiel du testicule. — Castration. — Examen de la tumeur.

(Ollivier. *Bulletin de Soc. an.*, décembre 1867.)

L..., Étienne, âgé de 61 ans, cultivateur, entre le 23 octobre 1867 à l'hôpital Saint-Louis, dans le service de M. A. Guérin. C'est un homme pâle, affaibli, qui a toujours, jusqu'à ces dernières années, joui d'une bonne santé. Il prétend n'avoir jamais eu, dans sa vie, d'autres maladies que plusieurs chancres à l'âge de 22 ans, chancres pour lesquels il serait resté quelques jours à l'hôpital militaire. Il n'aurait point présenté à la suite de symptômes de syphilis ; cependant il nous dit qu'un de ses enfants a eu longtemps des clous ; de plus, M. Guérin a vu, il y a sept ans, chez lui, à la campagne, un enfant encore en nourrice et qui était couvert de plaques muqueuses ; enfin la femme du malade est venue, le 22 novembre, consulter M. Guérin pour une gomme du tibia gauche avec gonflement du périoste ; elle présentait en outre sur la jambe des cicatrices brunâtres évidemment syphilitiques.

Dans les derniers jours d'août, sans cause connue, les bourses de notre malade sont devenues le siège d'un gonflement douloureux ; la peau, au dire du malade, a pris une teinte noirâtre à ce niveau, et, après huit à dix jours de douleurs, il se serait ouvert un abcès d'où serait sorti un litre de pus. Trois ou quatre jours après l'ouverture de cet abcès, se serait présentée à l'extérieur des bourses une masse rougeâtre que le malade compare à un morceau de viande.

Lorsque nous l'examinons, nous sommes frappés du volume que présente son scrotum, surtout du côté droit. Plusieurs éléments contribuent à produire cette augmentation de volume; c'est d'abord une hernie inguinale facilement réductible. Au-dessous d'elle et complètement indépendante, se voit une tumeur qui semble faire hernie à travers le scrotum, du volume d'un œuf, rosée, granuleuse à sa surface et suppurant. Cette tumeur est comme surajoutée en avant du testicule, qui est aussi augmenté de volume, dur et insensible à la pression. Le testicule gauche est normal.

La tumeur testiculaire augmente peu à peu de volume. Le 20 novembre elle est manifestement séparée en deux portions : une externe granuleuse et continuant à suppurer; une profonde, dure, non douloureuse au toucher et qui paraît être le testicule et l'épididyme augmenté de volume. A l'union de ces deux portions se trouve un point un peu plus rétréci, au pourtour duquel vient s'insérer le scrotum.

Le cordon est parfaitement sain.

M. Guérin se décide à faire la castration et, à la fin de l'année, le malade est en bonne voie de guérison.

Examen de la pièce. — La totalité de la tumeur représente assez bien le volume d'un œuf de dinde. Elle est divisée en deux portions par un sillon bien marqué, dans lequel venait s'insérer le scrotum. La portion antérieure est formée par le testicule lui-même, dont les cloisons sont légèrement hypertrophiées. Les tubes glandulaires sont sains. Le testicule est enveloppé, du reste, de sa tunique albuginée qui a bourgeonné, est devenue granu-

leuse et qui forme la partie extérieure de la tumeur.
La deuxième portion de la tumeur, celle qui était recouverte par le scrotum, est irrégulière, bosselée à sa surface. Si on la divise avec le scalpel, on la trouve formée
d'un tissu fibreux, creusée dans une grande portion de
son étendue de vacuoles irrégulières, anfractueuses. Dans
ces vacuoles et sur leurs parois se trouvait une matière
blanchâtre, de consistance crayeuse. Enfin, au côté interne
et supérieur de la tumeur se voit l'épididyme, dans lequel
on peut reconnaître encore la substance normale, mais
« infiltrée de granulations jaunâtres ». M. Vulpian, qui a
examiné cette tumeur, n'y a trouvé que du tissu conjonctif et des noyaux de ce même tissu.

OBSERVATION VI

*Sarcocèle syphilitique. — Fongus profond volumineux. —
Guérison rapide à la suite du traitement mixte. — Destruction complète du testicule.*

(Observation inédite de M. Reclus.)

Trempu, Frédéric, plombier, âgé de 43 ans, entre le
15 juin 1875 dans le service de M. Labbé, pour une tumeur du testicule.

D'une très bonne santé habituelle, ce malade n'a jamais
eu de grave maladie. Il n'est pas scrofuleux et il nie tout
antécédent syphilitique. Voici l'histoire qu'il nous raconte :

Après la Commune, il fut envoyé sur les pontons, où il
eut beaucoup à souffrir ; il y fut pris de rhumatisme articulaire aigu. On le mit à l'hôpital de Brest, d'où il sortit
amélioré, au bout de cinq semaines, pour regagner son

ponton. Mais un mois après, la bourse gauche se tuméfia
et devint le siège de vives douleurs ; elle grossit assez
rapidement et atteignit en peu de temps le volume d'un
œuf de canard. Le malade est de nouveau envoyé à l'hôpital militaire ; on applique des cataplasmes, on fait des
onctions d'onguent mercuriel ; les douleurs s'apaisent et
la tuméfaction diminue. Mais l'ordre d'évacuation est
donné ; le malade est dirigé sur Saint-Germain, où siège
le conseil de guerre. C'est là qu'une ordonnance de non-
lieu lui permet de retourner chez lui.

Depuis cette époque il ne s'est plus soigné ; il s'est
contenté de soutenir par un suspensoir les bourses toujours tuméfiées ; d'ailleurs il ne souffrait que peu ; à peine
quelques élancements douloureux le soir, après le travail. Cet état a duré environ trois ans.

Il y a dix mois, il s'est produit un travail inflammatoire :
les douleurs sont devenues plus vives, la peau a rougi ; il
s'est formé un abcès qui s'est ouvert en donnant issue
à un liquide puriforme. C'est par cette ouverture qu'il
vit pointer presque immédiatement une petite tumeur,
qui peu à peu se dégagea pour s'épanouir à l'extérieur en
une masse fongueuse ulcérée. La peau qui en étranglait
le pédicule était plus rouge, nous dit-il, mais lisse et à
peu près semblable aux téguments environnants. Ce n'est
guère qu'au bout de trois ou quatre mois qu'elle aurait
pris l'aspect actuel.

La portion gauche du scrotum est en effet fort différente des téguments environnants ; tout autour de la
fongosité centrale de cette tumeur qui émerge et provient
de la glande elle-même, la peau est mamelonnée et cou-
verte de bourgeons pressés les uns contre les autres et
séparés seulement par des sillons étroits et profonds.
Ces saillies sont de grosseur variable, du volume d'un
grain de chènevis à celui d'un pois, très nombreuses au

pourtour du fongus. Elles deviennent petites et rares à
4 centimètres de la tumeur, et la peau finit par prendre
son caractère normal. Cette portion granuleuse forme
donc une zone circulaire de 3 à 4 centimètres de rayon.
Les bourgeons qui la constituent ne sont point saignants, mais recouverts d'une peau sèche, et comme
chagrinée.

En certains points, on voit partir du pourtour de la
zone une sorte de cicatrice calleuse. L'une se dirige vers
la base de la verge, qu'elle étrangle dans sa demi-circonférence inférieure, en provoquant une gêne de la circulation. Aussi le fourreau du pénis est-il violacé, tuméfié
et, de même que le scrotum, atteint d'œdème chronique.
Tous ces tissus ont un aspect éléphantiasique des plus
caractérisés.

C'est du milieu de cette zone mamelonnée qu'émerge
le fongus irrégulier, tomenteux, de couleur rose, sauf en
certains points grisâtres et comme sphacélés. Il est du
volume d'une grosse noix, uni aux parties profondes
par un pédicule qui s'enfonce au travers des enveloppes,
dont il est séparé par un sillon profond que peut parcourir un stylet, mais dans la profondeur d'un centimètre
seulement.

Il est difficile de reconnaître la position exacte du testicule et ses connexions avec le fongus. L'épaississement
de la peau, son œdème chronique, empêchent de le cir-
conscrire entre les doigts. Mais à la partie supérieure,
on sent le canal déférent qui se dégage du tissu induré.
Il est d'un volume double de celui du côté opposé, mais
régulièrement arrondi et nullement moniliforme. Il
n'existe pas de ganglions engorgés dans le bassin ; ceux
de l'aine sont volumineux et un peu douloureux.

Le traitement spécifique est institué et, dès les premiers jours, sous son influence, un mieux très manifeste

se fait sentir. Déjà au cinquième jour les tissus sont plus souples, moins tendus, moins rouges, et l'œdème diminue sensiblement. Peu à peu le fongus diminue et s'affaisse, les bourgeons deviennent plus serrés, plus petits ; les mamelons des téguments disparaissent eux aussi ; et au bout d'un mois le fongus a disparu par cicatrisation de la masse bourgeonnante.

Les téguments sont devenus assez souples pour permettre de sentir dans la tunique vaginale un petit moignon très dur, de la grosseur d'une noisette et adhérent à la cicatrice. Il se continue avec le cordon qui, lui-même, tout en restant plus gros que celui du côté opposé, a perdu de son volume et de sa résistance première. Il ne reste plus d'ailleurs sur le scrotum que quelques petites saillies sur le pourtour de la cicatrice ; l'aspect calleux et éléphantiasique a complètement disparu, lorsque le malade quitte l'hôpital.

OBSERVATION VII

Gomme suppurée du testicule. — Fongus syphilitique profond. — Castration. — Examen de la tumeur.

(Résumé d'une observation de **M. Péan**. *Clinique de l'hôpital Saint-Louis*, 1878, t. III, sous presse.)

Paul, Auguste, 35 ans, chauffeur, entre le 9 juillet 1877, n° 3, salle Saint-Augustin. Forte constitution. En 1865, chancre du gland ; bubon suppuré, taches sur le corps. Traitement par la liqueur de Van Swieten. Le malade se marie et a quatre enfants bien portants. Il y a quatre ans, le côté droit du scrotum devint très volumineux ; tuméfaction inflammatoire peu douloureuse. Application de sangsues. Amélioration, mais le testicule reste volumineux. Il y a un an, entré à l'hôpital pour des accidents analogues. Traitement par l'iodure de potassium. Quinze jours après la sortie, un abcès s'ouvre spontanément sur la face antérieure du scrotum; écoulement d'une matière purulente épaisse, mélangée à du sang. L'ouverture de l'abcès devient fistuleuse et se recouvre de fongosités qui prolifèrent malgré la continuité du traitement anti-syphilitique.

État actuel. — Sur la face antérieure de la partie droite du scrotum existe un champignon fongueux, ovoïde, du volume d'une mandarine; sa surface est recouverte de bourgeons charnus volumineux, luisants, de coloration rouge foncé. La peau du scrotum est lisse, tendue, de couleur violacée, ocreuse; elle s'arrête au pourtour du fongus sans se confondre avec lui. Au toucher, la tumeur est dure, de consistance homogène; les bourgeons charnus présentent eux-mêmes une certaine résistance et sont peu saignants au contact. Par sa base, la tumeur se confond avec le testicule, qui est plus volumineux qu'à l'état normal et induré dans la plus grande partie de son étendue. En arrière et en haut sa consistance est moins grande; sensation obscure de fluctuation. On ne sent plus l'épididyme, qui semble confondu avec la masse morbide. La tumeur est presque indolente, mais la pression détermine la douleur énervante qui accompagne la compression du testicule. Les ganglions inguinaux du côté droit sont indurés et légèrement augmentés de volume, l'un d'eux a le volume d'une aveline.

Le traitement ioduré et mercuriel a été suivi pendant longtemps sans résultat. Convaincu qu'il serait inutile d'insister davantage sur ce traitement qui a échoué, nous nous proposons d'opérer. L'opération, faite avec le bistouri et les pinces, fut exécutée en quelques minutes, le 14 juillet 1877, sans perte de sang. Sur une coupe, nous trouvons que la portion fongueuse de la tumeur occupe l'albuginée et la surface du testicule, et que la plus grande partie de cet organe est respectée.

La vaginale épaissie contient 20 grammes d'un liquide lactescent légèrement trouble. La trame de la substance du testicule est comme infiltrée de lymphe plastique, grisâtre jusqu'à la base du fongus, avec lequel elle se confond. En ce point, comme dans l'épaisseur du fongus, on ne distingue plus de tissu semblable à celui de la substance séminifère. C'est un tissu d'aspect celluleux, vasculaire, entre les fibres duquel on voit des dépôts diffus d'un blanc légèrement jaunâtre, qui ressemblent plus aux exsudats de l'inflammation chronique qu'à des dépôts tuberculeux.

L'albuginée est épaissie sur toute son étendue. En certains points elle a plus d'un centimètre d'épaisseur ; il semble qu'elle soit infiltrée elle-même de lymphe plastique et doublée de feuillets fibreux peu distincts. A sa base, elle se continue avec la substance testiculaire. A la base du fongus, bien qu'elle forme une espèce de sillon, elle se confond avec lui sans qu'il soit possible de bien l'en isoler par dissection.

Le 3 août, la cicatrisation est complète. Le malade sort guéri.

OBSERVATION VIII

Sarcocèle syphilitique. — Double fongus ayant persisté près de deux ans. — Traitement antisyphilitique. — Guérison.

(M. Marc Sée.)

M. C..., officier retraité, entre le 15 avril 1878 à la maison municipale de santé, dans le service de M. Marc

Sée; il voulait se faire enlever deux tumeurs des bourses qu'il portait depuis plusieurs mois.

C'est un homme d'une taille élevée, d'une bonne constitution, d'un teint mat. Dans son enfance, il aurait eu le carreau. Durant la campagne du Mexique, il fut atteint de la fièvre jaune, qui le laissa profondément anémié. Comme antécédent vénérien, nous trouvons : en 1845, chancre induré traité par le mercure à l'intérieur ; en 1848, blennorrhagie suivie d'orchite ; en 1850, bubon suppuré qui fut ouvert avec de la pâte de Vienne. Le malade a pris de l'iodure de potassium à plusieurs reprises. En 1867, douleurs névralgiques dans diverses régions et taches sur les membres inférieurs.

En 1870, tuméfaction des bourses, qui disparut au bout d'un certain temps ; en 1875, au mois de janvier, à la suite d'un coup ou d'un accident de cheval, le malade ne sait pas au juste, il s'aperçut que son testicule gauche grossissait de plus en plus. Les bourses prirent en peu de temps le volume des deux poings ; on reconnut l'existence d'une hydrocèle à gauche. Vers le milieu de la même année, le testicule droit fut pris de la même façon. Il y eut alors une hydrocèle double. Deux ponctions furent pratiquées à droite et à gauche ; elles fournirent chacune un verre environ de liquide jaunâtre. Le malade ne peut dire dans quel état furent trouvés les testicules après cette évacuation.

Trois à quatre mois après les ponctions, les piqûres faites par le trocart se rouvrirent et donnèrent issue à de la sérosité mêlée de pus. Restées fistuleuses, elles ne tardèrent pas à livrer passage à des masses charnues volumineuses. En septembre 1877, un chirurgien diagnostiqua des tubercules des testicules, et prescrivit de l'huile de foie de morue et de l'iodure de potassium à l'intérieur ; des onctions avec une pommade iodurée sur le scrotum. Malgré ce traitement, les masses charnues herniées avaient continué à augmenter de volume, celle du côté gauche surtout. Comme elles étaient à peu près indolentes, le malade, en mars 1878, imagina d'étreindre la base de cette dernière avec une ficelle. Mais la constriction qu'il opéra fut insuffisante pour produire la chute de la tumeur.

Lorsque le malade entre à la maison de santé, le 15 mars, on ne trouve aucun signe de tuberculose dans les poumons, non plus que dans le cordon, la prostate, les vésicules séminales; la santé générale est satisfaisante. Deux tumeurs fongueuses émergent de la partie antérieure du scrotum, dont la peau, en avant, est rouge, tuméfiée, infiltrée de lymphe plastique. La tumeur gauche, du volume d'une grosse noix, mesure 4 centimètres en diamètre et 3 centimètres en hauteur; sa surface, régulièrement arrondie, est granuleuse, avec des parties grisâtres, et fournit une petite quantité de pus.

La ligature enlevée, on reconnaît que la peau du scrotum, percée d'une large ouverture qui laisse passer la tumeur, se termine autour du pédicule de cette dernière par un bord aminci et décollé. Le fongus, assez ferme au toucher, indolent à la pression, repose, par une base un peu rétrécie, sur une masse de consistance analogue et d'un volume un peu moindre, contenue dans le scrotum et représentant le testicule et l'épididyme confondus. A droite, la tumeur, à part ses dimensions un peu inférieures, présente exactement les mêmes caractères; son diamètre est de 23 millimètres, sa hauteur de 2 centimètres; la base sur laquelle elle repose est un peu moins dure qu'à gauche. Les cordons testiculaires sont sains. Aucune tuméfaction dans les aines ni dans les fosses iliaques.

On ordonne un cataplasme de farine de graine de lin

sur le scrotum, des frictions sur la face interne des cuisses, avec 4 grammes d'onguent napolitain par jour; à l'intérieur, 3 grammes d'iodure de potassium.

Le 23 avril, amélioration notable, la peau des bourses est moins rouge et tend à reprendre sa souplesse, la suppuration est presque nulle, le sillon qui marque le pédicule est moins profond, l'induration de la base moins accentuée. Le 30, les fongus ont manifestement diminué. Le 7 mai, le scrotum a repris son état normal; le retrait des fongus s'accentue, l'induration des testicules est bien moindre. Le 14, les tumeurs sont réduites aux dimensions d'une cerise; l'induration des testicules a disparu; la surface ulcérée est d'un beau rouge, la suppuration à peu près tarie. Le malade quitte la maison de santé pour continuer le même traitement chez lui.

Le 1er juin, il se présente de nouveau chez M. Sée. Les deux tumeurs avaient complètement disparu, et il ne reste plus à leur place que deux ulcérations déprimées, de l'étendue d'une pièce de 20 centimes, autour desquelles le scrotum est froncé légèrement. Plus tard, M. Sée constate que la guérison ne laisse plus rien à désirer. Les cicatrices adhèrent aux testicules, revenus à des dimensions un peu inférieures à celles d'un testicule sain; l'épididyme est peu distinct à leur partie postérieure et ne se reconnaît qu'au cordon qui s'en détache. Le tout est peu sensible à la pression.

BIBLIOGRAPHIE

Alby. — *Orchite chronique; bul. Soc. Anatomique*, 1852, p. 27.

Astruc. — *Traité des maladies vénériennes*, trad. franç. de Louis, 1777, liv. III, chap. IV, p. 143, 145 ; et liv. IV, p. 369.

Baerensprung. — *Deutsche Klinik*, 1858, n° 17.

Balme. — *De l'épididymite syphilitique*. Thèse de Paris, 1876.

Bassereau. — *Traité des affections de la peau symptomatiques de la syphilis*, p. 447.

Bell (Benj.). — *Traité de la gonorrhée virulente*. Trad. de Bosquillon ; Paris, 1802 ; t. II, p. 190.

Bérard (A). — *Thèse de concours*, 1836.

Bergh. — *Om dem syphilit. testikelid. (Hospit. Tidende*, n°ˢ 9, 11 ; 1861).

Berthole. — *Union médicale*, 1868, p. 57.

Bertrandi. — *De l'hydrocèle (fongus). Mémoires de l'Académie de chirurgie*.

Blache. — *Orchite chronique; bul. Soc. An.*, 1865 ; p. 96.

Blot. — *Gazette médicale de Paris*, 1849 ; p. 899.

Bonnet (de Lyon). — *Fongus du testicule. Gazette des hôpitaux*, 1849.

Bouisson. — *De l'orchite rhumatismale ; Tribut à la chirurgie;* t. II.

Boursier. — *Étude sur les hydrocèles symptomatiques*. Thèse de Paris, 1880, p. 47 et 99.

Boyer. — *Traité des maladies chirurgicales;* 4ᵉ édition, 1831 ; t. X, p. 258.

Boyer (Philippe). — *Testicule syphilitique. Gaz. médic.*, 1840 ; p. 754.

Brandy Cooper. — *London medical Gazette*, 1849 ; p. 268.

Brissaud. — *Études anatomiques sur deux cas d'orchite syphilitique scléro-gommeuse. Progrès médical*, 1881 (2, 9 juillet et suivants).

Broca. — *Bulletin de la Soc. de chirurgie*, t. IX ; p. 428 (disc. sur le fongus).

Bryant. — *Med. Times and Gazette*, 1863; t. II; p. 614.

Callisen. — *Systema chirurgicæ hodiernæ (fongus)* ; t. II ; p. 145.

Calvo. — *De l'albuginite syphilitique*. Thèse de Paris, 1854.

Canton. — *Trans. of the path. Society;* vol. XII ; p. 162.

Castelnau (de). — *Des engorgements syphilitiques des testicules. An. des mal. de la peau de Cazenave*, 1843; t. I ; p. 193, 296, 321.

Cooper (Astley). — *Diseases of the testis ;* London, 1835 ; p. 135; et *Œuvres chirurgicales;* trad. française par Richelot et Chassaignac. Paris, 1837 ; p. 456.

Cornil. — *Gomme du testicule. Bul. Soc. An.*, 1861 ; p. 440.

Cornil et Ranvier. — *Gommes. Histologie pathologique;* p. 189 et 1099.

Cullerier (M.-A). — *Précis iconographique des maladies vénériennes*, 1866; p. 428 à 436.

Curling. — *Traité pratique des maladies du testicule*, etc.; traduit et annoté par L. Gosselin. Paris, 1857.

Cruveilhier. — *Traité d'Anatomie pathologique générale; t. IV.*

De Meric. — *Fungus of [the testicle in syphilis. The Lancet;* March 19, 1859.

Desprès. — *Diagnostic des tumeurs du testicule;* Thèse de Paris, 1861.

Desprès. — *Bul. Société de chir.*, 1875 ; p. 147.

Deville. — *Fongus et hernies des testicules. Moniteur des hôpitaux,* 1853.

Diday. — *Exposition critique et pratique des nouvelles doctrines sur la syphilis;* p. 495 ; 1858.

Dieulafoy (de Toulouse). — *Fongus bénin du testicule. Clinique medicale de l'Hôtel-Dieu de Toulouse,* 1859.

Dron. — *De l'épididymite syphilitique. Archives générales de médecine,* 6º série ; t. II ; p. 513, 724 ; nov. 1863.

Duplay. — *France médicale*, 1876 ; p. 172.

Dupuytren. — *Leçons orales;* t. IV, p. 236.

Fabre. — *Maladies vénériennes,* p. 66 et suivantes.

Follin. — *Traité de pathologie externe;* t. I, p. 706.

Fournier. — *Gommes du tissu cullulaire. Progrès médical*, 1874.

Fournier. — *Du sarcocèle syphilitique. Annales de dermatologie,* 1875; t. IV, p. 224.

Fournier. — *Du sarcocèle syphilitique.* Extrait du *Mouvement médical*; Delahaye, 1875.

Galesco. — *De l'orchite chronique.* Thèse de Paris, 1877.

Gay. — *De l'orchite. The Lancet,* 19 janvier, 1876; p. 276.

Gosselin. — *Annotations à la traduction de Curling.*

Gosselin. — *Cliniques chirurgicales de la Charité;* 3º édition; 1879.

Gosselin. — *France médicale,* mars 1875.

Gosselin. — *Mémoires sur les oblitérations des voies spermatiques. Archives générales de médecine,* 1847 et 1853.

Goyrand (d'Aix). — *Fongus du testicule. Revue médicale de Malgaigne,* 1849.

Guersant. — *Bul. Soc. chirurgie;* t. IX; p. 420; 1859.

Hamilton. — *Essay on syphilitic sarcocele;* Dublin, 1840.

Hardy. — *Étude sur les inflammations du testicule.* Thèse de Paris, 1860.

Hélot. — *Sur le testicule syphilitique. Journal de chirurgie de Malgaigne,* 1846; p. 103 et 129.

Hennequin. — *Du fongus bénin du testicule.* Thèse de Paris, 1865.

Hennig. — *Jahrbuch für Kinderkrankheiten,* 1872.]

Henoch. — *Soc. med. de Berlin.* — *Berlin Klin. Wochens.,* 1877, nº 33, p. 483.

Holmes. — *A system of surgery.* London, 1871, 2º édition; t. V.

Huber. — *Zur Casuistik der Orchitis gummosa. Archiv f. klinische Medecin,* VI, p. 104, 1869.

Hunter (John). — *Œuvres complètes;* trad., 1841. — *De la gonorrhée;* p. 221.

Hunter. — *Traité de la maladie vénérienne;* trad. de Richelot, 1859.

Hutchinson. — *Testicule syphilitique; Med. Times and Gazette,* 1878; vol. II; p. 707.

Hutinel. — *Étude sur les lésions syphilitiques du testicule chez les jeunes enfants. Revue mens. de med. et de chir.,* 1878; p. 107.

Jarjavay. — *Fongus bénin du testicule. Bul. de la Sоc. An.,* 1850; p. 150.

Jarjavay. — *Mémoire sur les fongus du testicule. Archives générales de médecine;* t. XX; 1849.

Jarjavay. — *Bul. Société de chir.,* 1859; t. IX, p. 420.

Jarjavay. — *Fongus du testicule. Bul. Soc. chirurg.,* 1865.

Jullien. — *Traité pratique des maladies vénériennes;* p. 774 et 926.

248 BIBLIOGRAPHIE.

Kocher. — *Handbuch des allgemeinen und speciellen Chirurgie von Pitha und Billroth.* B. III; Abth. II, S. 293; B. 1871-75.

Lancereaux.—*Traité historique et pratique de la syphilis. Épididymite syphilitique;* p. 152, et *Orchite syphilitique;* p. 219.

Lawrence. — *On fungus of the testes; Edimbourg medical Journal,* 1808 *et in* Deville, *loc. cit.*

Lebrun. — *Du sarcocèle syphilitique;* Th. de Paris, 1855.

Lejeal. — *Du sarcocèle syphilitique;* Th. de Paris, 1855.

Letenneur et Ranvier. — *Bulletin Soc. anatomique;* juin, 1862.

Lewin. — *Berlin. Klin. Wochens,* n°ˢ 2 et 3, janvier, 1876.

Lewin. — *Studien über Hoden* (*Deutsche Klinik,* n° 24, 1861, et *Canstatt's Jahresbericht,* 1861).

Lhonneur. — *Tumeur gommeuse du cordon. Soc. anat.,* 1856.

Lorenzo. — *Fungo benigno del testiculo in rapporto alla sifilide generale* (*Gior. it. d. mal. ven.,* p. 260), 1875.

Macnamara. — *Ponctions du testicule dans l'orchite. The Lancet,* 1877; vol. I, p. 50.

Maisonneuve et Montanier. — *Traité pratique des maladies vénériennes;* p. 326.

Malassez et Reclus. — *Archives de physiologie,* novembre et décembre 1881.

Malgaigne. — *An. chirurgic. Cordon spermatique,* p. 37.

Malgaigne. — *Sarcocèle syphilitique; Gaz. des hôpitaux,* 1845; p. 397.

Melchior Robert. — *Nouveau traité des maladies vénériennes;* p. 610.

Minière. — *Symptômes et diagnostic de la syph. du test.;* Th. de Paris, 1881.

Monod et Terrillon. — *Essai sur la lymphadénome du testicule Archives générales de médecine,* juillet et septembre, 1879.

Moutier. — *Étude sur le fongus bénin du testicule;* Th. de Paris, 1873.

Négrié. — *Orchite chronique. Bull. Soc. anat.,* 1862; p. 220.

Nélaton. — *Éléments de pathologie chir.,* 1859; t. V., p. 545.

Nélaton. — *Gazette des hôpitaux,* 1852, et *Ann. des maladies de la peau,* t. IV, p. 218, 1851. — *Leçon sur le sar. syphilitique recueillie par Triquet et Trélat.*

Nepveu. — *Mémoires de chirurgie. Gomme du testicule,* p. 495, et *Fongus bénin.*

North. — *Medical Times and Gazette*, 1862; t. I, p. 403.

Nottin. — *Fongus du testicule. Bull. Société anat.*, 1866; p. 356.

Obédénare. — *Bull. Soc. de chirurgie*, 1875; p. 147.

Olivier. — *Fongus bénin. Bul. Soc. anat.*, 1867; p. 719.

Petit (J.-L.) — *Maladies chirurgicales (fongus)*; p. 737.

Petit-Radel. — *Cours de maladies syphilitiques*, t. I, p. 241.

Pott. — Tome II, p. 187.

Pozzodi Borgho. — *Du fongus bénin du testicule;* Th. de Paris, 1874.

Reclus. — *Orchite chronique.* Thèse de Paris, 1876. (*Tubercule du testicule.*)

Reclus. — *Fongus syphilitique. — Gommes suppurées du testicule. Bul. de la Soc. anatomique,* 1881.

Reclus. — *Fongus syphilitique. Gazette hebdomadaire,* août 1881.

Reynier. — *Sarcocèle gommeux. Arch. gén. de méd.,* avril 1879.

Ricord. — *Testicule syphilitique. Traité pratique de l'inoculation appliquée à l'étude des maladies vénériennes;* p. 640, 1838.

Ricord. — *Bulletin gén. de thér.;* p. 218, 1840.

Ricord. — *Gazette des hôpitaux,* p. 502, 577; 1845.

Ricord. — *Des affections vénériennes du testicule. Journal de chir. de Malgaigne,* t. I, p. 161; 1843.

Ricord. — *Traité de la maladie vénérienne de Hunter,* traduction de 1859. *Sarcocèle syphilitique,* addition de Ricord, p. 651.

Ricord. — *Clinique iconographique de l'Hôpital des vénériens.*

Rollet. — *Recherches sur la syphilis,* 1861; p. 483.

Rollet. — *Mémoire sur le sarcocèle fongueux syphilitique;* Lyon, 1858.

Rollet. — *Sarcocèle fongueux syphilitique. Archives générales de médecine,* 1861.

Rollet. — *Traité des maladies vénériennes,* 1865; *Épididymite, orchite et fongus,* p. 878 à 888.

Roux. — *Art. Testicule. Dictionnaire en 30;* t. XXIX; p. 512.

Sabatier. — *Sur la cure de l'hydrocèle; Mém. de l'Ac. de chir.,* t. V; p. 670.

Sée (Marc). — *Fongus syphilitique double, guérison. Gaz. heldomadaire,* 25 avril 1879.

Simon (fils). — *Des maladies vénériennes et de leur traitement homéopathique,* 1860; p. 568.

Simonet. — *Fongus syphilitique. Gaz. des hôpit.,* 1867; p. 230.

Sistach. — *Note sur une nouvelle espèce de fongus parenchymateux. Gaz. méd. de Paris*, 1867.

Sunter. — *Sarcocèle vénérien; An. des mal. de la peau de Cazenave*, 1845; t. II, p. 156.

Syme. — *Contributions to the pathology and practice of surgery*, 1844.

Swédiaur. — *Traité des maladies vénériennes ou syphilitiques;* — t. I, p. 142.

Tanturi. — *Epididimiti secondana e gommosa. Giorn. it. delle mal. ven.*, 1872; p. 109.

Tenore. — *Il fungo benigno del testi. e la sifilide constituzionale*, Napoli, 1863.

Terrillon. — *Gomme suppurée du testicule. Progrès médical*, 2 février 1878.

Velpeau. — Article *Testicule. Dictionnaire en 30*; t. XXIX; p. 484.

Venot. — *Du sarcocèle syphilitique;* Th. de Paris, 1858.

Verneuil. — Article *Aine* du *Diction. encyclopédique des Sc. méd.;* — t. II, p. 28.

Vidal (de Cassis). — *Traité de pathologie externe et de médecine opératoire*, 2º édition, t. V, p. 163.

Vidal (de Cassis). — *Du sarcocèle syphilitique. — Ses effets sur le testicule et la virilité; Mém. Soc. chirurgie*, 1851; t. II, p. 92.

Vidal (de Cassis). — *Testicule vénérien; An. des mal. de la peau de Cazenave*, t. II, p. 156; 1845.

Vidal (de Cassis). — *Testicule vénérien. Gazette des hôpitaux*, 1845; p. 82.

Virchow. — *Syphilis constitutionnelle*, traduction française, Paris, 1859; p. 73.

Virchow. — *Pathologie des tumeurs*, traduction française; Paris, 1869, t. II, p. 385 et suivantes; et 424 et suivantes.

West. — *Sur le fongus syphilitique du testicule. Dublin Quarterly Journal of med. sc.*, nov. 1859.

Wilks. — *Transact. of the pathol. Society;* vol. X, p. 210; vol. XII, p. 216, et *Guy's Hosp. Reports*, sér. III, vol. IX, p. 55.

Zeissl. — *Ein Fäll von hochgradiger verciterder und luxurirender Sarcocele syph., etc., etc. — Vierteljahrschr. f. Derm.*, 1875; p. 137.

TABLE DES CHAPITRES

CHAPITRE PREMIER.

CHAPITRE II.

CHAPITRE III.

CHAPITRE IV.

CHAPITRE V.

CHAPITRE VI.

CHAPITRE VII.

OBSERVATIONS.

Paris. — Typ. G. Chamerot, 19, rue des Saints-Pères. — 11553.

PLANCHE I

Sarcocèles scléro-gommeux.

Fig. 1. — Atrophie consécutive à un sarcocèle syphilitique. La glande a dû être sculptée au milieu d'un tissu de formation nouvelle. L'épididyme a conservé un volume presque normal. Le testicule dont les tubes séminifères ont complètement disparu, n'est plus qu'un noyau fibreux.

Fig. 2. — Fongus du testicule. L'albuginée a été détruite par une gomme qui a franchi les enveloppes scrotales et s'est évacuée au dehors. Du milieu de la caverne et des parties avoisinantes de l'albuginée mise à nu, s'élèvent des bourgeons qui s'étalent sur les téguments.

Fig. 3. — Gomme du testicule. L'épididyme est sain. Le noyau caséeux, développé dans le parenchyme du testicule, est circonscrit par une zone de tissu sclérosé dont les couches épaisses sont juxtaposées en lames concentriques.

Fig. 4. — Gomme du testicule. Ici encore l'épididyme est sain. L'albuginée est sur le point d'être perforée par une masse caséeuse voisine dont le centre est déjà diffluent. Des travées fibreuses parcourent l'organe. Une autre gomme, mais plus petite, n'a pas été comprise dans la coupe et se trouve en plein parenchyme.

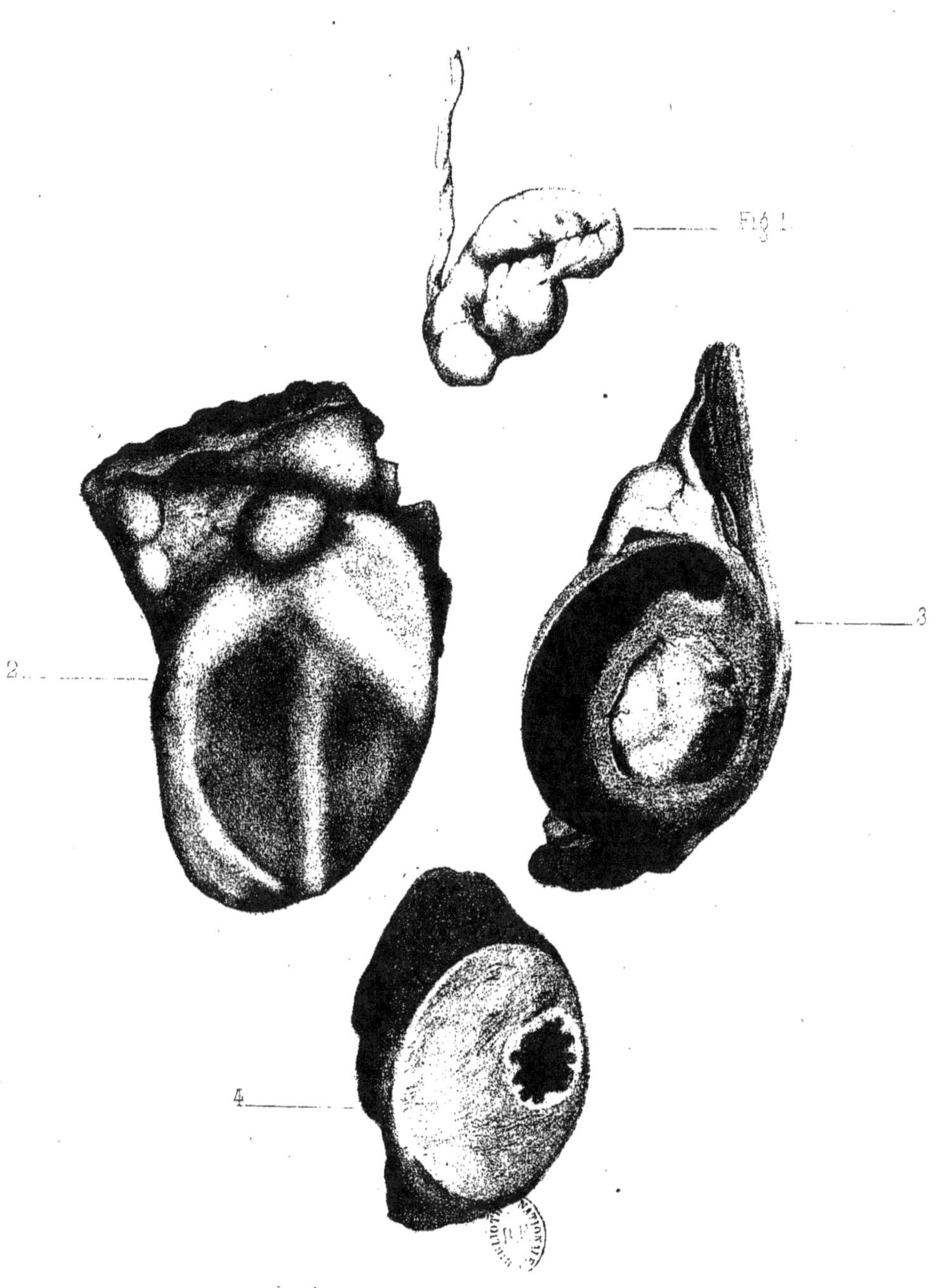
Fig 1
2
3
4

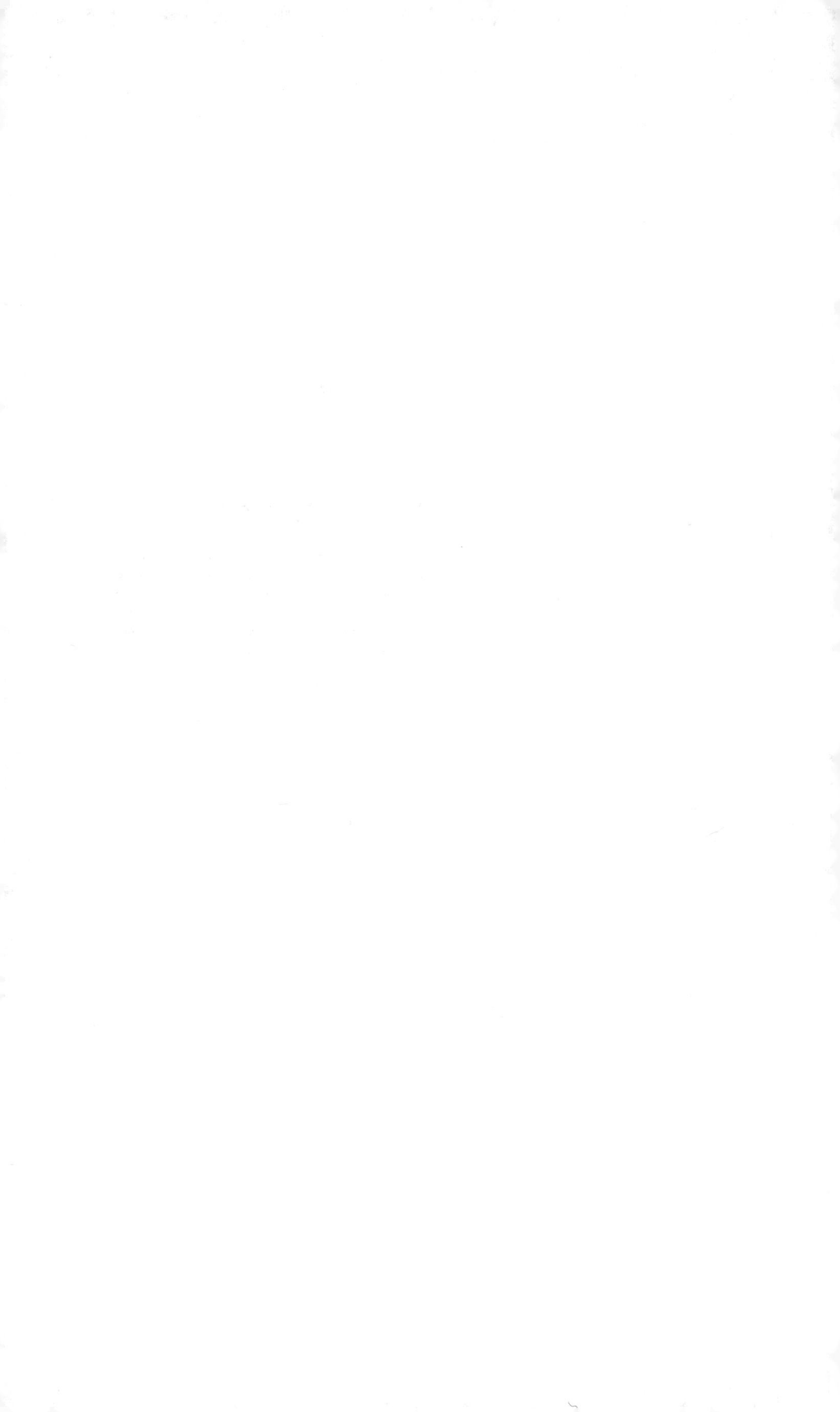

PLANCHE II

La bourse gauche est volumineuse. La glande qui la distend est bosselée, dure et indolente. Le scrotum de la bourse droite est ulcéré. Au fond du cratère que forme la perte de substance, à une profondeur de deux centimètres et demi, se trouve une masse jaunâtre ramollie. On peut avec une pince en retirer une substance analogue au bourbillon de l'anthrax. Le testicule est, comme à gauche, indolent, bosselé et dur.

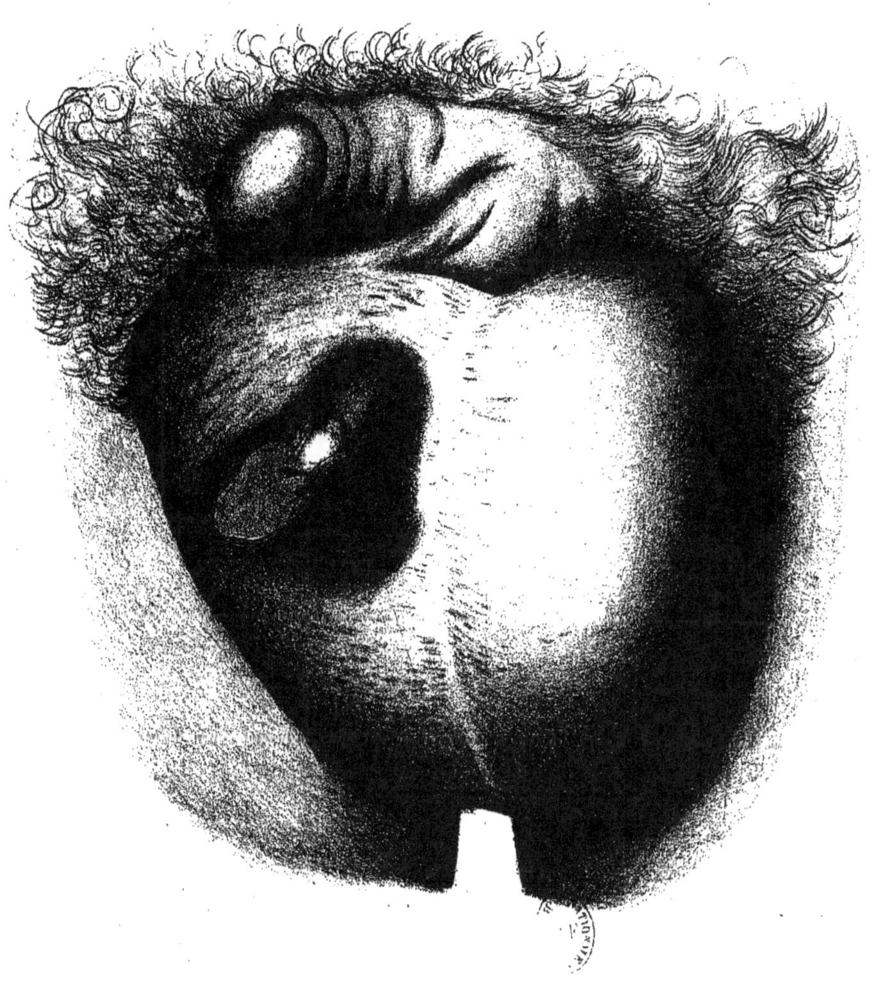

Imp. Lemercier & Cie r de Seine 57 à Paris

PLANCHE III

Fongus profond.

Sur la partie antérieure et latérale de la bourse gauche, dont les téguments sont œdématiés et recouverts de bourgeons charnus, existe une perte de substance d'où émerge une tumeur granuleuse du volume d'une grosse noix. La palpation et les explorations au stylet montrent que cé fongus provient de la profondeur du parenchyme testiculaire. Sous l'influence du traitement antisyphilitique, la tumeur a rapidement disparu et il n'est resté de la glande qu'un petit noyau appendu au cordon.

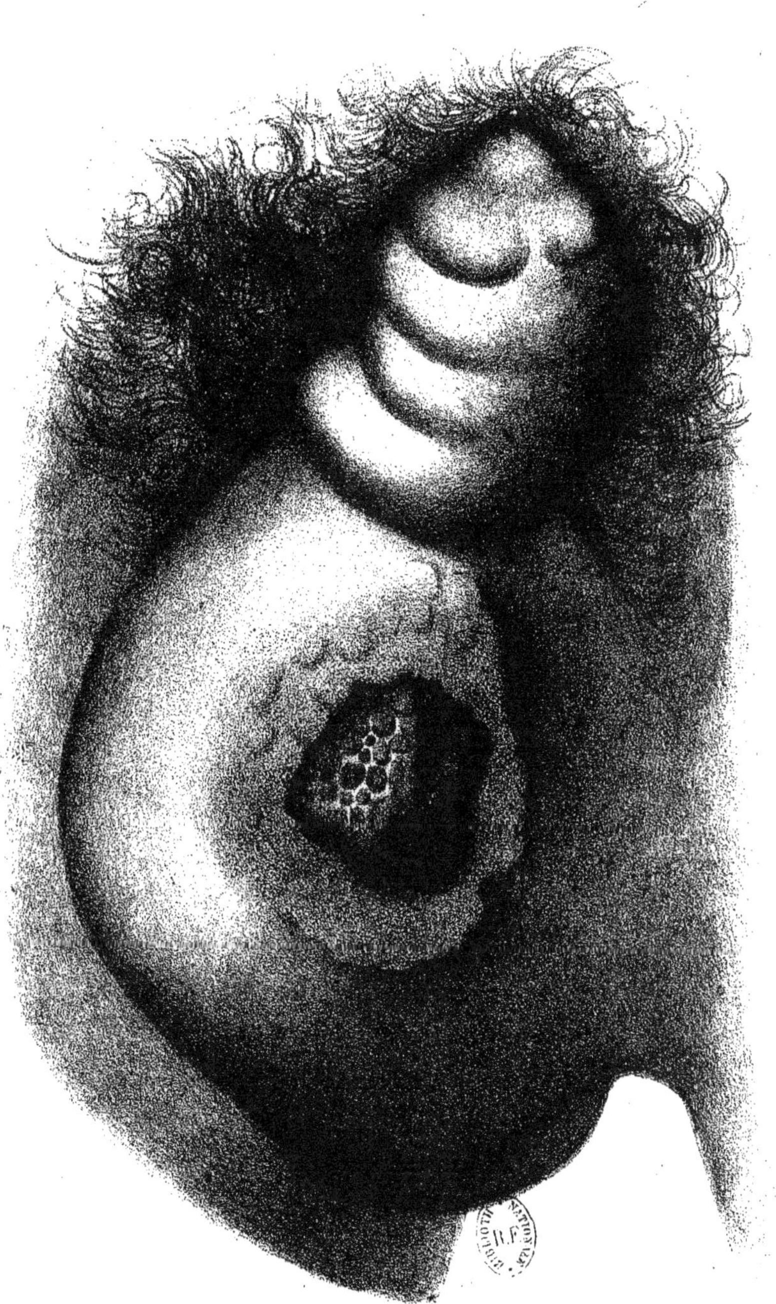

PLANCHE IV

Fongus superficiel.

La bourse droite est distendue par un sarcocèle scléro-gommeux énorme. Les enveloppes de la bourse gauche sont en partie détruites et cette large perte de substance livre passage aux deux tiers, au moins, du testicule. L'albuginée mise à nu, s'est recouverte de bourgeons charnus exubérants.

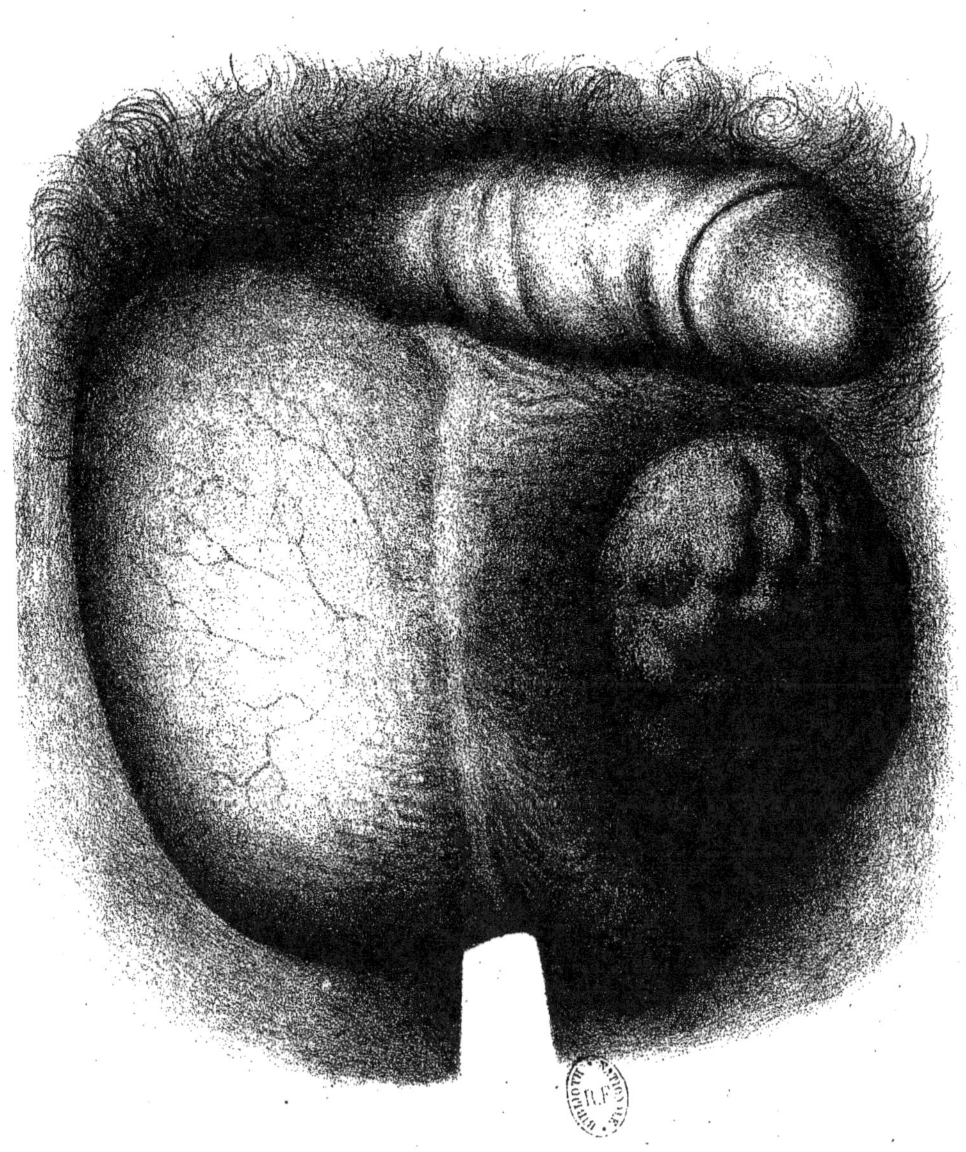

PLANCHE V

Sclérose et gomme.

Fig. 1. — Parenchyme testiculaire en dehors des nodules et des masses caséeuses; gr. 200.

1º Tissu interstitiel hypertrophié et sclérosé; 2º Amas de cellules interstitielles ou plasmiques ; 3º Capillaire enveloppé d'une gaine fibreuse ; 4º Couche externe des tubes séminifères; 5º Couche interne ; 6º Amas épithélial.

Fig. 2. — Coupes de vaisseaux voisins des nodules caséeux, et dont la tunique musculaire est envahie en A, remplacée en B, par un tissu fibro-muqueux de nouvelle formation gr. 100.

1º Tunique interne hypertrophiée; 2º Élastique interne; 3º Tissu fibro-muqueux néoformé ; 4º Débris de fibres musculaires et élastiques; 5º Vaisseaux [néoformés; 6º Partie de la tunique musculaire non encore envahie et limitée en dedans par des fibres élastiques.

Fig. 3. — Nodule épithéloïde isolé; gr. 250.

1º Tissu interstitiel présentant des cellules conjonctives et infiltré d'éléments lymphoïdes et épithéloïdes ; 2º Nodule épithéloïde; 3º Capillaire enveloppé d'une gaine fibreuse.

Fig. 3 $\frac{250}{1}$

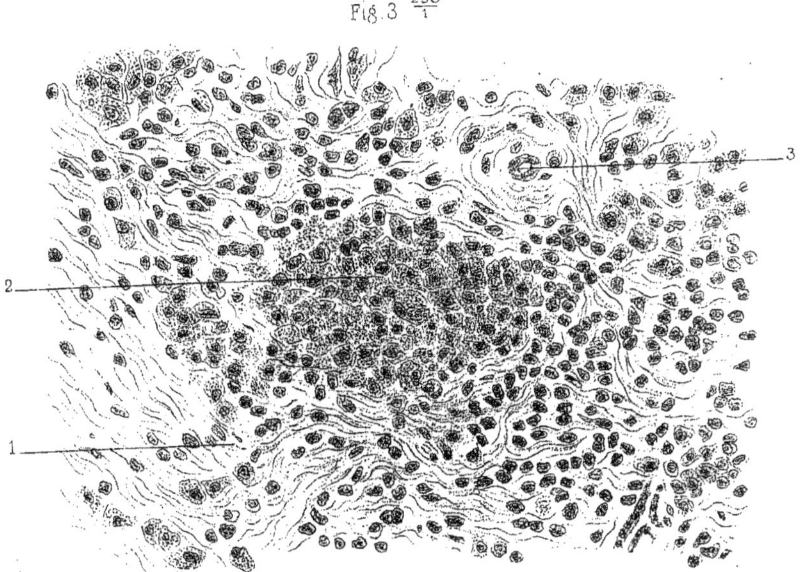

Fig. 1 $\frac{200}{1}$

Fig. 2 $\frac{100}{1}$

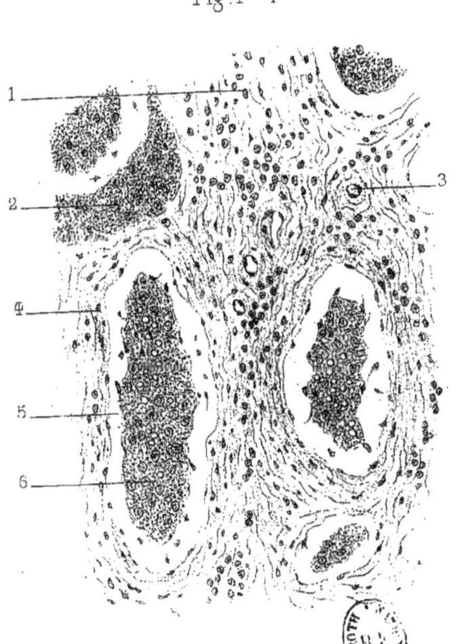

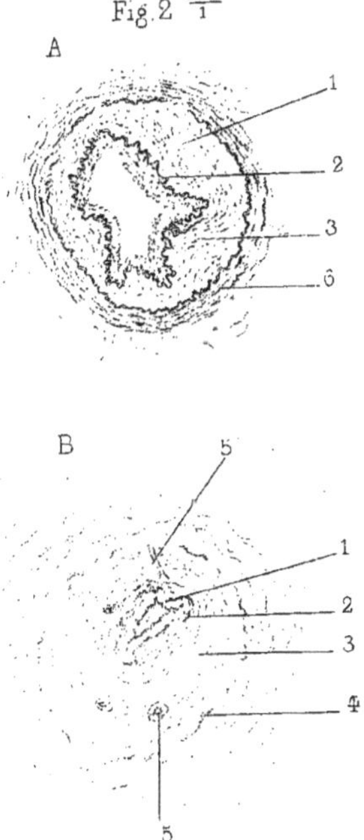

Imp Lemercier & Cie, r de Seine 57 Paris.

G. Masson éditeur

PLANCHE VI

Sclérose et gomme.

Fig. 1. — *Nodules épithéloïdes conglomérés ; gr.* 100.

A. Parenchyme entourant le conglomérat. 1º Tissu interstitiel ; 2º Vaisseau ; 3º Tube séminifère ; 4º Fragment de nodule épithélioïde isolé ; *B.* Conglomérat nodulaire ; 5º Périphérie des nodules composants ; 6º Centres plus ou moins dégénérés.

Fig. 2. — *Éruption de nodules lymphoïdes et masse caséeuse enkystée ; gr.* 10.

1º Tissu interstitiel hypertrophié et sclérosé ; 2º Tubes séminifères ; 3º Vaisseaux altérés ; 4º Nodules lymphoïdes ;

A. Zone fibreuse entourant la masse caséeuse ; *B.* Bordure opaque ; *C.* Bordure claire ; *D.* Centre caséeux.

Fig. 3. — *Masse caséeuse enkystée ; détail des couches d'enkystement.*

A. Zone fibreuse gross. 100. 1º Tissu interstitiel ; 2º Tube séminifère présentant encore une cavité ; 3º Tube transformé en cordon fibreux, mais encore distinct du tissu interstitiel ; 4º Tissu fibreux sans traces de tubes ; *B. Bordure opaque* ; gross., 250 ; 5º Charpente fibreuse ; 6º Cellules conjonctives, lymphoïdes et épithélioïdes ; 7º Capillaire ; *C. Bordure claire ;* gross. 250 ; 8º Charpente fibreuse ; 9º Grandes cellules granuleuses ; 10º Passage au centre caséeux ; *D. Centre caséeux ;* gross., 250 ; 11º Débris de tubes séminifères ; 12º Débris de capillaires ; 13º Détritus granuleux dans lequel on distingue encore des formes cellulaires.

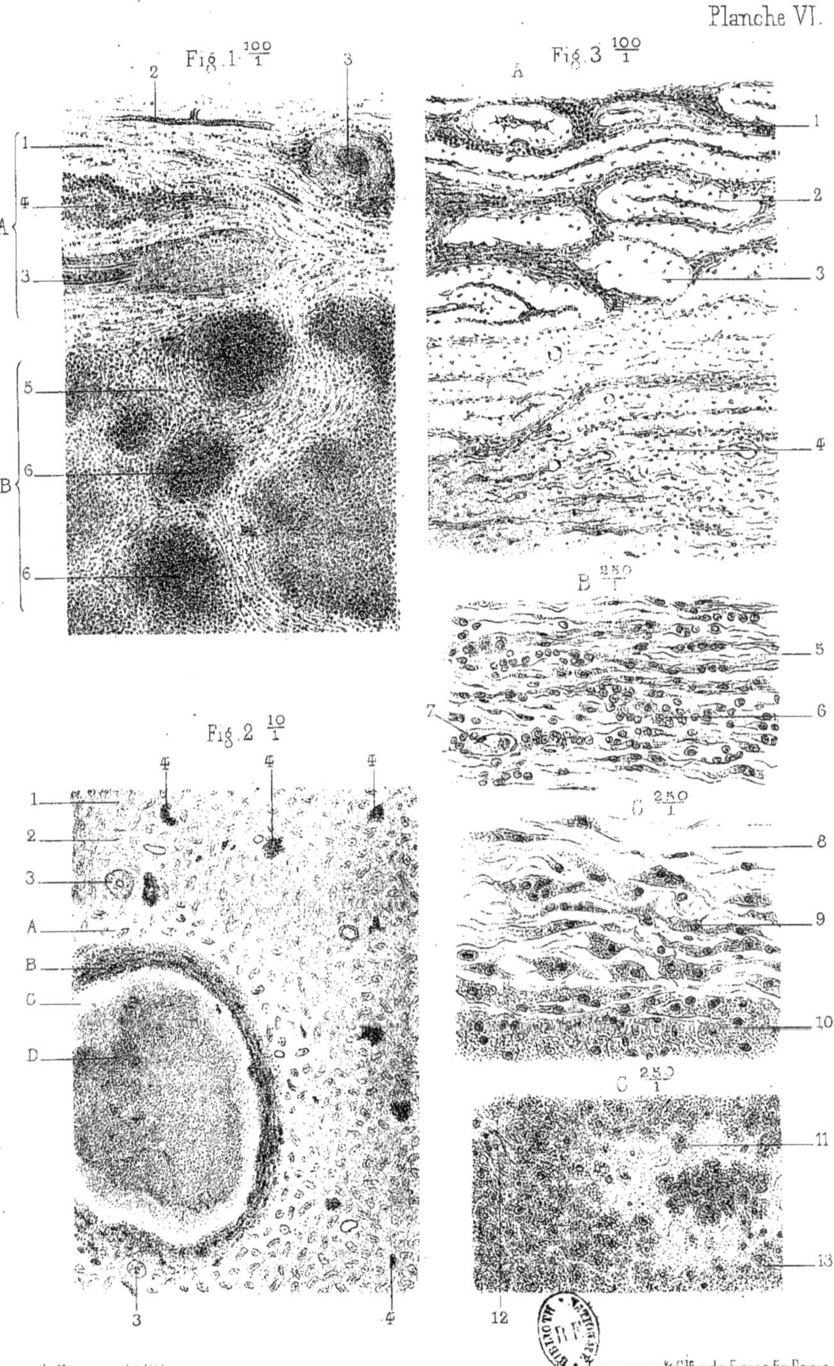
Fig. 1 100/1
2
3
1
4
3
A
5
6
6
B
Fig. 3 100/1
A
1
2
3
4
B 250/1
5
6
7
C 250/1
8
9
10
C 250/1
11
13
12
Fig. 2 10/1
4
4
4
1
2
3
A
B
C
D
3
4

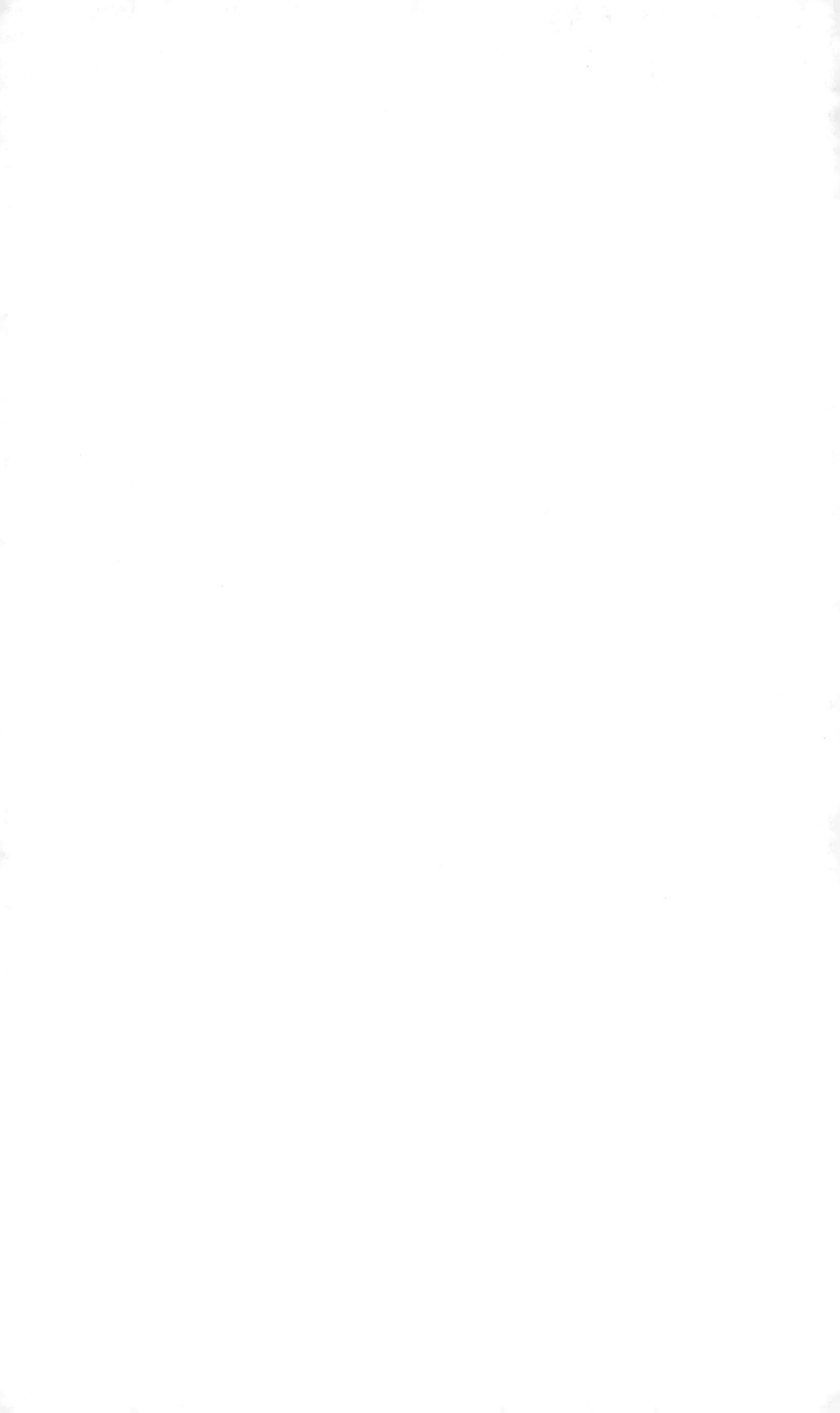

9 782014 089363